Bhavna Thoidingjam
Sandeep Kumar
Rajnish Aggarwal

# Papel da história médica no tratamento protético

Bhavna Thoidingjam
Sandeep Kumar
Rajnish Aggarwal

# Papel da história médica no tratamento protético

## Onde a medicina encontra as próteses

ScienciaScripts

**Imprint**



Cover image: www.ingimage.com

This book is a translation from the original published under ISBN 978-620-8-11702-3.

Publisher:
Sciencia Scripts
is a trademark of
Dodo Books Indian Ocean Ltd. and OmniScriptum S.R.L publishing group

120 High Road, East Finchley, London, N2 9ED, United Kingdom
Str. Armeneasca 28/1, office 1, Chisinau MD-2012, Republic of Moldova, Europe
Printed at: see last page
**ISBN: 978-620-8-24259-6**

# Índice

# INTRODUÇÃO

**História de caso -** definida como uma conversa profissional planeada que permite ao doente comunicar os seus sintomas, sentimentos e receios ao clínico, de modo a obter uma visão da natureza da doença do doente e da sua atitude em relação a ela.

**Objectivos**

- Estabelecer uma relação profissional positiva.
- Fornecer ao médico informações sobre o diagnóstico dentário, médico e pessoal anterior do paciente.
- Fornecer ao médico as informações que podem ser necessárias para efetuar um diagnóstico.
- Fornecer informações que ajudem o médico a tomar decisões relativas ao tratamento do doente.

O ponto de partida para a avaliação e tratamento de qualquer doente depende de uma boa anamnese. As principais partes do processo de elaboração da anamnese bem conhecidas dos profissionais são a queixa apresentada, a história da queixa apresentada e a história médica atual e passada. Os médicos dentistas devem estar familiarizados com as principais componentes do processo de elaboração da anamnese (1).

Os principais componentes de uma anamnese incluem

1) **Queixa atual -** A melhor forma de expressar a queixa atual é através das palavras do próprio doente. A informação apresentada pode então ser resumida pelo médico.

2) **História da queixa apresentada** - Deve ser utilizada uma abordagem cronológica. No mínimo, o historial de uma queixa deve incluir o seguinte:

- Quando é que a condição/problema começou.
- A duração global e a progressão da doença, incluindo o facto de ser episódica ou constante.
- A natureza e o momento de quaisquer sintomas.
- Pormenores de quaisquer sinais ou sintomas sistémicos (como febre).
- O sucesso ou não dos tratamentos anteriores.
- Médicos anteriores que tenham sido consultados relativamente à mesma doença ou a doenças relacionadas.

Na prática dentária, a queixa apresentada é frequentemente a dor. Um esquema genérico de perguntas para avaliar a natureza e a gravidade da dor de um paciente é apresentado a seguir:

- Local da dor - é útil pedir ao doente que aponte com um dedo para o local onde a dor é mais intensa.
- Carácter, por exemplo, agudo, dor, latejante.
- Pergunte sobre a gravidade - numa escala de 1 a 10, sendo 10 o mais grave - qual é a gravidade?
- A dor irradia para outro sítio?
- Tempo - o início foi súbito ou gradual?

1. Há quanto tempo é que a dor está presente?
2. É contínuo ou intermitente?

3. Pior a uma determinada hora do dia?

4. O que melhora ou piora a dorv (incluindo a utilização e o tipo de medicação)

5. O doente tem conhecimento de algum acontecimento anterior relevante, incluindo episódios semelhantes anteriores?

3) **História médica** pregressa - A história médica pregressa (HMP) inclui informações

sobre quaisquer doenças significativas ou graves que o doente possa ter tido em criança ou em adulto .[2]

O PMH está geralmente organizado nas seguintes subdivisões:

(1) doenças graves ou significativas,

(2) hospitalizações,

(3) transfusões,

(4) alergias,

(5) medicamentos,

(6) gravidez.

**Doenças graves ou significativas -** É pedido ao doente que enumere as doenças que exigiram (ou exigem) a atenção de um médico, que obrigaram a ficar de cama durante mais de 3 dias ou para as quais o doente foi (ou está a ser) medicado por rotina.

No contexto dentário, são feitas perguntas específicas sobre qualquer história de doenças cardíacas, hepáticas, renais ou pulmonares; condições congénitas; doenças infecciosas; distúrbios imunológicos; diabetes ou problemas hormonais; radiação ou quimioterapia para o cancro; discrasias sanguíneas ou distúrbios hemorrágicos; e tratamento psiquiátrico. Estas perguntas também servem para lembrar o doente de problemas médicos que podem ser motivo de preocupação para o dentista e que, por isso, merecem ser comunicados.

**Hospitalizações** - Um registo das admissões hospitalares complementa a informação recolhida sobre doenças graves e pode revelar eventos significativos, tais como cirurgias que não foram previamente comunicadas. Os registos hospitalares são, muitas vezes, a melhor fonte de documentação precisa do dentista sobre a natureza e a gravidade dos problemas médicos de um paciente, e um registo detalhado dos internamentos (ou seja, nome e endereço do hospital, datas de admissão e motivo do internamento) ajudará a obter essa informação.

**Transfusões** - Um historial de transfusões de sangue, incluindo a data de cada transfusão e o número de unidades de sangue transfundidas, pode indicar um problema médico ou cirúrgico grave anterior que pode ser importante na avaliação do estado clínico do doente; em algumas circunstâncias, as transfusões podem ser uma fonte de uma doença infecciosa transmissível persistente.

**Alergias** - O registo do doente deve documentar qualquer história de reacções alérgicas clássicas, tais como urticária, febre dos fenos, asma ou eczema, bem como qualquer reação adversa (RAM) a medicamentos, agentes anestésicos locais, alimentos ou procedimentos de diagnóstico. Os acontecimentos relatados pelo doente como desmaio, dor de estômago, fraqueza, rubor, prurido, erupção cutânea ou nariz entupido, e acontecimentos como urticária, erupção cutânea, dificuldades respiratórias agudas, eritema multiforme e sintomas de doença do soro devem ser diferenciados de reacções psicológicas ou aversões (efeitos secundários) a determinados medicamentos ou alimentos.

**Medicamentos** - Um componente essencial da história clínica é um registo de todos os medicamentos que o doente está a tomar. A identificação dos medicamentos ajuda a reconhecer as doenças induzidas por medicamentos (iatrogénicas) e os distúrbios orais associados a diferentes medicamentos, bem como a evitar interações medicamentosas indesejáveis ao selecionar anestésicos locais ou outros medicamentos utilizados no tratamento dentário. Os tipos de medicamentos, bem como as alterações nas dosagens ao longo do tempo, dão frequentemente uma indicação do estado das condições e doenças subjacentes. O nome, a natureza, a dose e o esquema de dosagem de cada medicamento são registados em[2] .

A avaliação do estado protético do paciente requer a obtenção e documentação de informações relevantes sobre a história médica e dentária, a realização de uma avaliação clínica completa das estruturas extra-orais e intra-orais, a revisão dos sintomas físicos e a avaliação do estado psicossocial do paciente (3 ).

I. Queixa principal

II. Identificação dos prestadores de serviços -

- Identificação do(s) prestador(es) de cuidados dentários primários.
- Identificação de outros prestadores de cuidados dentários adjuvantes .
- Identificação dos prestadores de cuidados de saúde

III. História

- Médico

1. Medicamentos actuais
2. Alergias/hipersensibilidade a medicamentos
3. Alterações da fisiologia normal
4. Análise dos sinais e sintomas físicos
5. Identificação de condições médicas que afectam os cuidados dentários

- Dentária
- Factores psicossociais

IV. Exame oral suplementar

- Rastreio de DTM
- Defeitos maxilofaciais
- Avaliação do esqueleto
- Tecidos moles

V. Exame intra-oral

- Rastreio periodontal
- Defeitos maxilofaciais
- Tecidos moles

VI. Registos

- Radiografias

- Moldes de diagnóstico
- Rastreio da hipertensão
- Consultas com outros prestadores de cuidados de saúde (3)

Assim, a recolha do historial médico e medicamentoso dos doentes pelos dentistas baseia-se frequentemente na informação fornecida pelos doentes (4). Isto significa que o conhecimento do dentista sobre a história, sentimentos e atitudes dos pacientes e a sua capacidade de comunicar com eles estão entre as tarefas mais importantes dos dentistas no processo de diagnóstico. Atualmente, é enfatizado que todos os dentistas devem ter competência no campo do diagnóstico. Aprender e, em particular, assumir a responsabilidade de recolher e registar corretamente a história clínica dos doentes é uma arte (5). A eficácia da recolha e do registo da história clínica baseia-se significativamente na existência de uma relação construtiva entre o dentista e o doente (6,7).

## SIGNIFICADO DA RECOLHA DA HISTÓRIA CLÍNICA

A ênfase na recolha da história clínica do doente não só é útil para o dentista utilizar a informação relevante para tratar a doença, como também sublinha que, antes de qualquer tratamento, o dentista deve obter a informação necessária sobre as duas questões seguintes:

A. Quais os riscos que o dentista pode enfrentar do lado do paciente?

B. Quais são os riscos que o paciente pode enfrentar do lado do dentista?

Uma interpretação adequada das informações recolhidas através da história clínica permite atingir três objectivos importantes ([2]).

(1) Permite a monitorização de condições médicas e a avaliação de condições sistémicas subjacentes das quais o doente pode ou não estar consciente.

(2) Fornece uma base para determinar se o tratamento dentário pode afetar a saúde sistémica do paciente.

(3) Fornece um ponto de partida inicial para avaliar a possível influência da saúde sistémica do paciente na sua saúde oral e/ou no tratamento dentário.

Estudos demonstraram que a recolha de informações dos doentes, como base para a tomada de decisões de diagnóstico e tratamento, reduziu as despesas médicas em cerca de 15 a 30%. Assim, a recolha e o registo precisos e completos de informações e a sua utilização têm efeitos económicos para além dos benefícios do tratamento. É de salientar que o valor máximo da história do paciente para determinar o diagnóstico depende da comunicação construtiva entre o dentista e o paciente, pelo que uma abordagem apressada e sem paciência não fornecerá uma história completa .[2]

*Health*
1. Are you in good health?
2. Are you under the care of a doctor at the present time?
3. Have you ever had any serious illness or operation at any time?
4. Have you ever been in hospital, especially within the past year?

*Illness*
Do you suffer from, or have you had, any of the following:
Rheumatic fever?
Rheumatic heart disease?
Chorea (St Vitus' dance)?
Congenital heart disease (blue baby)?
Heart murmur or valvular disease of the heart?
Anaemia?
Heart trouble, heart attack?
Stroke, paralysis or thrombosis?
Tuberculosis?
Bronchitis?
Chest pains?
Persistent cough or shortness of breath?
Fainting spells?
Blackouts?
Fits?
Epilepsy or low blood pressure?
Asthma?
Hay fever (summer colds)?
Blocked nose?
Eczema or hives (urticaria)?
Diabetes?
Jaundice (yellowing of the skin) especially after operation?
Arthritis (rheumatism)?
Kidney trouble?

*Medicines*
1. Are you taking, or have you taken, any of the following medicines, tablets or drugs during the past year? (a) Antibiotics (penicillin, etc.); (b) tablets for high blood pressure; (c) nerve tablets for depression; (d) insulin or others for diabetes; (e) anticoagulants (to thin the blood); (f) cortisone (steroids); (g) tranquillisers (sedatives); (h) digitalis, etc. for the heart.
2. Do you habitually take alcohol?

*Bad reactions*
Are you, or have you been allergic, sensitive or hypersensitive to any drug, medicine or anything else such as: (a) Local anaesthetic; (b) penicillin or other antibiotic; (c) sleeping pills; (d) aspirin or similar pain-killing drugs; (e) sticking plaster; (f) iodine; (g) any other drug; (h) any type of food; (i) ointments.

*Dental complications*
1. Have you been to the dentist during the past six months?
2. Have you needed treatment for bleeding following dental extractions, operation or injury?
3. Do you bruise easily?
4. Are you employed in any situation which regularly exposes you to X-rays or other ionising radiation?
5. Have you had any bad reactions to any form of dental treatment?
6. Have you or your relatives had any bad reactions to a general anaesthetic (going to sleep for an operation)?

*For women*
Are you pregnant or taking the contraceptive pill?

*For patients of African or Mediterranean descent*
1. Have you or members of your close family suffered with sickle-cell anaemia or Cooley's anaemia?
2. Have you had a blood test for these diseases?

Tabela : informações sobre saúde

| Observation | Selected health implications | Relevance to complete denture treatment |
|---|---|---|
| Abnormal gait | Arthritis | Postural problems during treatment<br>Osteoporosis |
| | Stroke | Diminished neuromuscular control |
| | Generalised neuromuscular disease | Diminished neuromuscular control |
| Overweight | Compensatory eating – stress; depression | Difficulties in assessing requirements for satisfaction |
| | Drug therapy | Consult general medical practitioner (GMP) |
| | Hypertension | Fluctuation of tissue form |
| | Mature onset diabetes mellitus | Fluctuation of tissue form and denture tolerance<br>Intolerance of supine position |
| Underweight | Stress | Communication and tolerance difficulties |
| | Anorexia | Rapid changes in tissue form |
| | Carcinoma | Poor tissue tolerance |
| | Diabetes mellitus | Fluctuation of tissue form and tolerance |
| Handshake weakness | Stroke | Poor neuromuscular control |
| | Neuropathies: Anaemic<br>Alcoholic<br>Myxoedema | Poor denture tolerance, abnormal oral sensations |
| | Multiple sclerosis | Poor neuromuscular control |
| Breathlessness | Anxiety | Difficulty in assessment of real needs |
| | Heart condition | Care in management |
| | Asthma or other allergy | Possible reaction to dental treatment or materials |
| | Psychoneuroses | Difficulties in achieving patient satisfaction |
| | Anaemia | Poor tissue response<br>Intolerance of supine position<br>Postural hypotension<br>Dry mouth |
| Premature aged appearance | Psychological; depression, inability to cope with daily problems | Assessment difficulties. Consult GMP |
| | Endocrine disorders | Consult GMP<br>Atrophic mucosa |
| Swollen ankles | Cardiac failure | Care in management. Consult GMP |
| | Renal oedema | Variations in tissue form<br>Intolerance of supine position<br>Postural hypotension |
| Kyphosis/scoliosis:<br>Wearing surgical collar | Osteoporosis | Postural difficulties |
| | Ankylosing spondylosis | Chair positioning |
| Facial asymmetry | Angioneurotic oedema | Possible reaction to dental treatment or materials |
| | Developmental | Searching history |
| | Infective | Preliminary treatment |

Quadro: estado de saúde e assistência dentária

| *Observation* | *Selected health implications* | *Relevance to complete denture treatment* |
|---|---|---|
| Unusual pattern of hair loss | Alopecia, shock, psychological disturbance | Care with assessment of expectations |
| | Ectodermal dysplasia | Friable tissues |
| Ptosis | Aging, Horner's syndrome | Difficulty with neuromuscular control |
| Eyes: Red | Allergic conjunctivitis | Possible reaction to treatment materials |
| Black | Trauma and prone to falling | Tissue relations |
| Prominent | Thyrotoxicosis | Management difficulties |
| Dry | Sjögren's syndrome | Difficulty with neuromuscular control |
| | | Abnormal mucosal reaction |
| Nasal drip | Allergy, hay fever | Possible reaction to treatment materials |
| | Side effect of drugs | Possible uncontrolled movements |
| | | Abnormal taste sensation (dysgeusia) |
| Lips: Blue | Mitral stenosis | Care in management. Consult GMP |
| | Heart failure | |
| Pale | General malaise | Reduced tissue resistance. Consult GMP |
| | Anaemia | Abnormal mucosal reactions |
| Functional abnormality | Incompetent lips | Care in tooth positioning |
| | Mouth breather | Maintain patient airway during treatment |
| | Hyper-oral consciousness | Special care with aesthetics |
| | Developmental abnormality | Careful history |
| Pigmented | Peutz–Jegher's syndrome | May be associated gastrointestinal problems |
| Herpes | Autoimmune problems | Access difficulties. Cross-infection |
| Abnormal speech | Ill-designed dentures | Care with assessment of need. Refer to existing faults |
| | Cerebrovascular disease: | |
| | Stroke | Difficulty with neuromuscular control |
| | Motor neurone disease | |
| | Multiple sclerosis | |
| Irritability | Anxiety | Assessment of needs and expectations |
| | Stress | Communication and tolerance difficulties |
| | Irrational fear | Care with management |
| | Hypertension | Variation in tissue form |
| | Perfectionism | Care in treatment |
| Fingers: | | |
| Clubbing | Rheumatoid arthritis | Chronic medical conditions |
| Swollen joints | | Possible management implications |
| Deviation | | |

Quadro: estado de saúde e assistência dentária

## VÁRIAS CONDIÇÕES MÉDICAS QUE DEVEM SER CONSIDERADAS DURANTE O TRATAMENTO PROTÉTICO

1) DIABETES:

Manifestações orais:

- Secura da boca
- língua revestida com bordos inchados
- formação de fissuras na língua
- aparecimento de pequenos abcessos em toda a boca
- um ligeiro odor a acetona - na fase avançada, observa-se uma taxa excessiva de reabsorção óssea, pelo que pode ser necessário proceder a um revestimento frequente.

Table 1: Classification of diabetes .

| | |
|---|---|
| Type 1 (insulin-dependent DM) | (i) β cell destruction with lack of insulin |
| Type 2 (non-insulin-dependent DM) | (i) Insulin resistance and relative insulin deficiency |
| Gestational diabetes | (i) Abnormal glucose tolerance during pregnancy |
| Others tolerance) | (i) Impaired fasting glucose (impaired glucose |
| | (ii) Abnormalities of fasting glucose (abnormal glucose tolerance) |
| | (iii) Genetic defects of beta cell function, endocrinopathies, drug-induced, etc. |

### CARACTERÍSTICAS E GESTÃO DA DIABETES

**Diabetes mellitus (DM)** - É um grupo de doenças metabólicas caracterizadas pelo aumento do nível de glicose no sangue e pela incapacidade de produzir e/ou utilizar insulina ([10]).

A diabetes é classificada em termos gerais como tipo 1 e 2 (Tabela 1). Um nível de açúcar no sangue em jejum ≥126 mg/dl e um nível de açúcar no sangue pós-prandial ≥200 mg/dl são considerados diabetes, de acordo com a American Diabetic Association ([11]). Os sintomas da diabetes incluem poliúria, polidipsia, polifagia, perda de peso e distúrbios visuais. As complicações podem ser de curto prazo, como a hipoglicemia e a cetoacidose diabética, e de longo prazo, como a retinopatia diabética, a neuropatia diabética e a nefropatia diabética. A periodontite é considerada a sexta complicação da DM .[(10)]

As manifestações orais na DM não controlada incluem xerostomia, periodontite, síndrome da boca ardente, atraso na cicatrização de feridas, reabsorção óssea alveolar e candidíase([11]).

Normalmente, a terapia dentária é adiada em casos de DM não controlada. Em caso de suspeita, recomenda-se uma consulta médica. A reação de baixo nível de açúcar no sangue deve ser evitada através da verificação com um glucómetro antes do procedimento ([10]).

Os doentes diabéticos podem desenvolver hipoglicemia enquanto estão na cadeira do dentista. O tratamento de emergência da hipoglicemia deve ser efectuado imediatamente ([9,12,13]).

(a) O nível de glucose no sangue do doente deve ser verificado com um glucómetro ([10]).

(b) Se o doente estiver consciente, são administrados por via oral 15 gramas de hidratos de carbono (3-4 colheres de chá de açúcar, 4-6 onças de sumo de fruta ou refrigerante, um rebuçado ou uma pequena quantidade de mel/xarope doce) .[(10)]

(c) Se o doente estiver inconsciente, são administrados 50 ml de solução de dextrose a 50% ou 1 mg de glucagon IV/IM ([10]).

(d) Normalmente, os sintomas desaparecem em 10-15 minutos. Mas o doente deve ser monitorizado durante 30-60 minutos após a recuperação e a confirmação do nível normal de açúcar no sangue pelo glucómetro é feita antes de o doente sair de .[(10)]

No período pós-operatório, a ingestão de uma dieta correta é considerada uma parte fundamental da terapêutica do diabetes. O plano de dieta pós-operatória deve ser planeado em consulta com o médico e o nutricionista, e a manutenção dos nutrientes deve ser confirmada ([10]).

Ocasionalmente, os doentes diabéticos podem entrar em cetoacidose (cetoacidose diabética), cujos sintomas incluem aumento da sede, desidratação, hálito com cheiro a fruta, respiração difícil e falta de ar. Se estes sinais ou sintomas aparecerem, o tratamento de emergência deve ser efectuado imediatamente([13] ). O tratamento da cetoacidose diabética é feito através de uma hidratação adequada, insulina e reposição de electrólitos.

**Considerações protéticas em DM([12,14,15,16]).**

(1) Fazer um historial médico adequado do paciente

(2) Estabelecer níveis de controlo glicémico no início do processo de tratamento e questionar a dieta seguida pelo doente

(3) Marcar a visita do doente de preferência de manhã

(4) Deve ser seguido um protocolo de redução do stress

(5) São aconselhadas instruções de higiene oral, profilaxia regular e monitorização da saúde periodontal

(6) Recomenda-se a utilização de antibióticos em caso de infeção

(7) Recomenda-se que os AINEs sejam evitados se o doente estiver a tomar sulfonilureias.

**Em RPD:**

(i) A manutenção de uma boa higiene oral deve ser realizada em primeiro lugar

(ii) Todos os componentes da RPD devem estar bem adaptados aos tecidos subjacentes

(iii) Devem ser dadas as melhores instruções sobre cuidados orais e com a prótese

**Em CD:**

(i) Utilizar sempre material amigo dos tecidos

(ii) Sugere-se a técnica de moldagem mucostática

(iii) A técnica da zona neutra é aconselhada

(iv) Os flanges das próteses devem ser lisos e polidos

(v) Devem ser dadas instruções de higiene oral adequadas, juntamente com visitas regulares de acompanhamento

(vi) Se o doente tiver menos salivação, terapia adequada para manter o ambiente húmido (por exemplo, beber água, pastilha elástica sem açúcar)

(vii) É necessária uma avaliação frequente da prótese

**No FDP**:

(i) Evitar a traumatização dos tecidos moles durante a preparação dos dentes

(ii) A meta supragengival é melhor

(iii) A função de grupo ou esquema oclusal mutuamente protegido é considerada a melhor escolha para dentes periodontalmente comprometidos

(iv) Aconselha-se o uso correto do fio dental para manter a higiene oral

(v) O pôntico higiénico é preferido pela facilidade de limpeza

Em implantes ou próteses suportadas por implantes:

(i) A intervenção cirúrgica só é iniciada após um controlo adequado do estado diabético

(ii) Antes e depois da cirurgia de implantes, recomenda-se uma cobertura antimicrobiana

(iii) Recomenda-se a cessação do tabagismo, uma higiene oral adequada e bochechos anti-sépticos

(iv) O nível de glicose deve ser monitorizado mesmo após a colocação do implante

(v) A implantologia dentária não está contra-indicada na maioria dos pacientes diabéticos; no entanto, os seus cuidados médicos devem ser controlados.

De acordo com o nível de glucose no sangue pós-prandial, o plano para os procedimentos de implante é apresentado no Quadro 2 .[(12)]

| Risk | Blood sugar | Implant procedures |
|---|---|---|
| Low | <140 mg/dl | Stress reduction protocol, maintain glucose level |
| Low/medium | 140-180 mg/dl | Stress reduction protocol, maintain glucose level Patients with neuropathy, nephropathy, peripheral vascular disease, history of coronary disease, or may be at higher risk. Medical consultation may be appropriate (relative contraindication) |
| Medium high | 180-215 mg/dl | Patients without any secondary manifestations, medical consult may be obtained (relative) Patients with coronary disease or other diabetic-related conditions require medical consult/ absolute) |
| High risk | >215 mg/dl | Medical referral and better glycemic control (absolute contraindication) |

Tabela 2 Plano de procedimento do implante de acordo com o nível de glucose no sangue pós-prandial.

**Doenças das articulações**

CARACTERÍSTICAS E TRATAMENTO DA OSTEOARTRITE DA ARTICULAÇÃO TEMPOROMANDIBULAR

Os sinais e sintomas clínicos mais comuns incluem dor, restrição da função articular e sons articulares. A dor é normalmente uma dor surda e pode ocasionalmente ter um componente agudo ao movimento. A dor é predominante nas fases iniciais devido à presença de sinovite[(18)] . Pode estar associada a rigidez articular, limitação da abertura da boca, aumento da sensibilidade ao frio e à humidade e pode ser aliviada com repouso e AINEs. Os doentes apresentam normalmente rigidez matinal durante mais de 30 minutos, crepitação articular, sons articulares e ausência de calor articular. Os doentes em estádios avançados podem apresentar remodelação do esqueleto facial, com desvio do queixo para o lado afetado, má oclusão instável ou flutuante com discrepâncias oclusais [(19)]. As alterações oclusais, como mordida aberta anterior esquelética, sobremordida reduzida e sobressaliência aumentada, podem estar associadas a osteoartrite da ATM ([20,21]). Para além disso, podem coexistir alterações internas na mesma articulação em cerca de um terço dos casos .[(22)]

**Avaliação de laboratórios clínicos e imagiologia**

No painel de laboratório, a taxa de sedimentação de eritrócitos (VSG) é normalmente utilizada. A VSG normal deve ser de 40 mm/h. Os testes reumatóides são utilizados para excluir a artrite reumatoide. O título do fator reumatoide deve ser inferior a 1:40. A elevação da VSG e da proteína C reactiva é indicativa de uma etiologia infecciosa ou inflamatória ([23]).

Além disso, se forem consideradas necessárias radiografias, a avaliação panorâmica é o exame imagiológico de eleição, uma vez que pode ser utilizada como ferramenta de rastreio para avaliar o estado geral do complexo maxilo-mandibular (Fig. 1) e para excluir outros possíveis processos patológicos. Os tomogramas da ATM podem ser utilizados para demonstrar anomalias do côndilo ósseo na clínica[(24)] . As incidências transfaríngea e transcraniana já não são utilizadas para o diagnóstico radiográfico da osteoartrite da ATM. Um estudo que comparou as diferentes modalidades de imagem concluiu que, para o diagnóstico radiológico da OA, a fiabilidade e a sensibilidade marginal eram inadequadas para a radiografia panorâmica, médias para a RM e próximas do limiar de excelente para a TC. Utilizando a RM, a fiabilidade foi excelente para o diagnóstico de deslocações do disco ([25]). A TC de feixe cónico, que reproduz múltiplas imagens, incluindo os planos axial, coronal e sagital da articulação, proporciona uma inspeção radiográfica abrangente dos componentes ósseos da ATM (Fig. 2)([24] ).

As alterações morfológicas mais frequentes observadas foram: achatamento da superfície anterior do côndilo; seguido de erosões e irregularidades das superfícies articulares; achatamento da superfície articular da eminência temporal, quistos subcondrais, osteófitos; e reabsorção idiopática do côndilo([26] ). A ultrassonografia tem sido experimentada devido aos seus custos mais baixos e tem mostrado resultados promissores([27] ) .

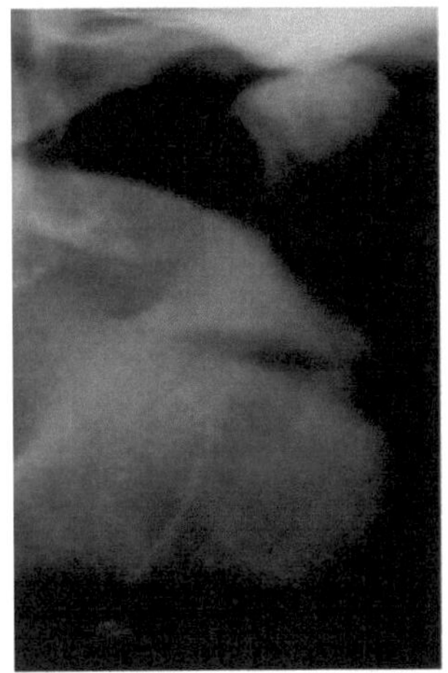
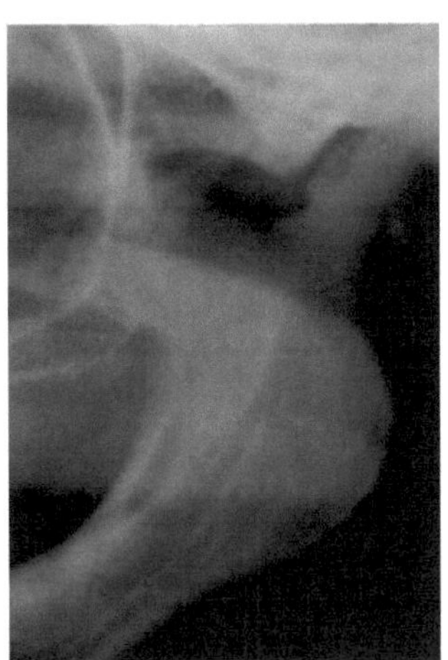
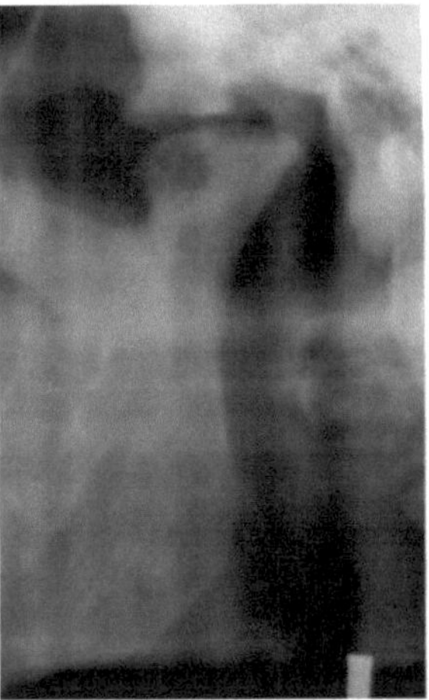

Fig 1 OPG de três casos de osteoartrite da ATM. Os côndilos mostram alterações típicas de OA, nomeadamente achatamento da superfície superior, perda de espaço articular das articulações afectadas, bico de pássaro, esclerose generalizada das superfícies articulares e alterações na eminência articular

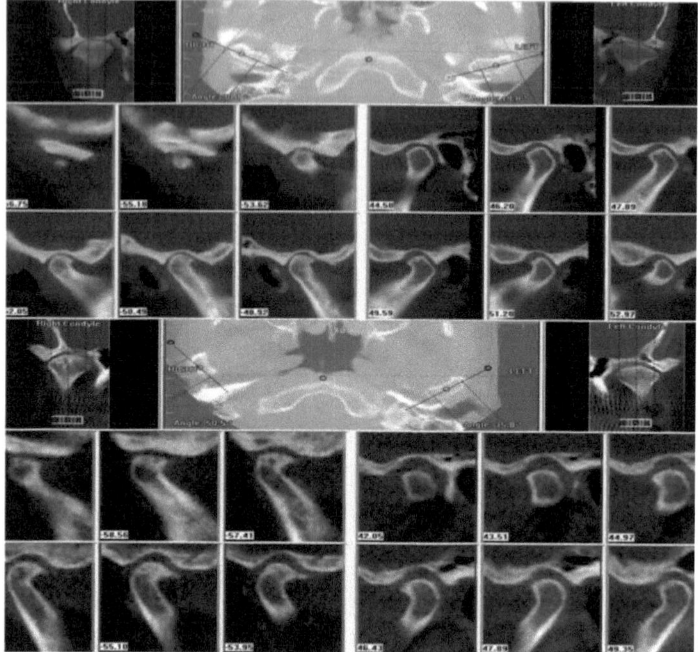

**Fig 2 Vistas coronal e sagital da ATM de dois casos de osteoartrite da ATM - um com envolvimento unilateral e outro com OA bilateral da ATM. Ambas as imagens foram obtidas com o aparelho de CBCT ICAT(R) e visualizadas com o software ICATvision. Os côndilos apresentam alterações típicas da OA, nomeadamente achatamento da superfície superior, perda de espaço articular nas articulações afectadas, baqueteamento e esclerose generalizada das superfícies articulares. Mais frequentemente, também se verificam alterações na eminência articular.**

## Tratamento

Uma vez estabelecido o diagnóstico, o tratamento dependerá da fase da doença, da sintomatologia clínica e dos factores de risco pré-existentes.

O tratamento da osteoartrite da ATM deve ser orientado para a supressão do processo inflamatório ativo, a preservação da função, a prevenção de novas deformações e o alívio da dor ([20]). O tratamento é maioritariamente sintomático.

Estudos demonstraram que o tratamento não cirúrgico pode ser utilizado com êxito no tratamento de doentes com osteoartrite ([28]). O tratamento inclui fisioterapia, estimulação eléctrica pulsada, farmacologia, pomadas tópicas, suplementos, injecções de esteróides, injecções de ácido hialurónico (AH) e acupunctura. O início precoce de terapias multimodais concomitantes oferece melhores resultados para o tratamento a longo prazo ([29]).

**Artrite reumatoide**

A artrite reumatoide (AR) é uma doença inflamatória crónica em que a inflamação sinovial resulta na destruição dos tecidos das articulações. Há um auto-ataque do sistema imunitário e manifesta-se como uma sinovite bilateral que afecta tipicamente as articulações das mãos e dos pés([30]) . Pode também afetar as articulações temporomandibulares ([31,32]).

(1) Implicações protéticas na Artrite Reumatoide ([31,32]).

(i) Os dentistas devem estar actualizados sobre os medicamentos utilizados, os seus efeitos secundários e as interações com outros medicamentos

(ii) Devido à reduzida destreza manual, os doentes não conseguem inserir ou remover a prótese parcial. Por isso, a terapia com prótese fixa pode ser adequada.

(iii) Os doentes com articulações protésicas podem necessitar de antibióticos profilácticos antes de procedimentos cirúrgicos como a colocação de implantes dentários

(iv) Existem vários problemas associados à reabilitação protética em casos com artrite reumatoide da ATM, que incluem alterações na oclusão e dificuldade em registar a relação mandibular. Por conseguinte, os aparelhos de descarga ou a construção provisória antes do tratamento definitivo são benéficos.

(v) Uma vez que a doença ocorre de forma transitória entre a fase aguda e a fase crónica, o tratamento definitivo deve ser adiado até a doença estar curada ([6]).

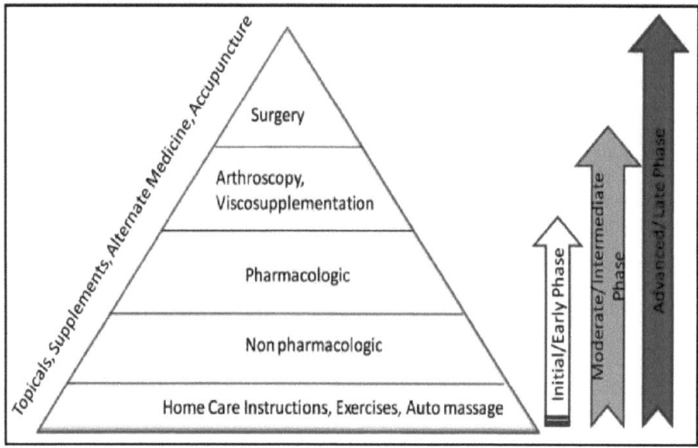

Fig. 4 Pirâmide de tratamento da osteoartrite da ATM

**Doenças cardiovasculares**

- É sempre aconselhável consultar o cardiologista do paciente antes de iniciar o tratamento.

- Os pacientes requerem consultas mais curtas.

## CARACTERÍSTICAS E TRATAMENTO DAS DOENÇAS CARDIOVASCULARES COMUNS

As doenças cardiovasculares mais comuns de interesse protético incluem a hipertensão, a angina, o enfarte do miocárdio, a endocardite infecciosa, a insuficiência cardíaca congestiva e a terapêutica anticoagulante ([32]).

Para todos os doentes com doenças cardiovasculares, deve ser seguido o protocolo geral de redução do stress:

(i) Aconselhamento adequado sobre os medos ou a ansiedade dos doentes

(ii) Consulta matinal mais curta

(iii) Sedação pré-operatória: com benzodiazepina de ação curta uma hora antes da operação ou na noite anterior à consulta.

(iv) Pode também ser considerada a sedação intra-operatória (N2O-O2)

(v) Anestesia local profunda

(vi) Analgesia adequada da dor pós-operatória

(vii) Devemos informar o paciente sobre a resposta positiva do tratamento na noite do procedimento.

### Hipertensão

A hipertensão (HTN) é um aumento anormal da pressão arterial que pode ser fatal se for mantida e não tratada. Em 2017, a ACC/AHA atribuiu a classificação da pressão arterial (Quadro 1) .[34]

As manifestações orais da hipertensão não resultam diretamente da própria HTN, mas ocorrem como efeito secundário dos medicamentos anti-hipertensores. Incluem xerostomia causada por diuréticos, lesões liquenóides da mucosa, ardor na boca, perda de sensibilidade gustativa (inibidores da enzima de conversão da angiotensina) e hiperplasia gengival (bloqueadores dos canais de cálcio). Manifestações extra-orais como a sialoadenose também podem ocorrer .[9]

(1) Considerações protéticas em HTN .[9]

(i) Deve ser seguido um protocolo de redução do stress para os doentes ansiosos

(ii) Durante o tratamento, as mudanças abruptas na posição do corpo devem ser desencorajadas para minimizar o risco de hipotensão ortostática

(iii) Embora seja preferível uma consulta de manhã com um tempo de espera mínimo, a tensão arterial mais baixa ocorre durante o dia e não de manhã. Por isso, as consultas à tarde são consideradas mais seguras.

(iv) A anestesia local com vasoconstritor deve ser evitada ou usada em doses baixas em casos de hipertensão não controlada. No entanto, a utilização de 1-2 cartuchos de lidocaína a 2% com epinefrina 1:100000 pode ser vantajosa e acarreta menos riscos clínicos.

(v) Os anti-inflamatórios não esteróides (AINEs) são utilizados apenas para uma terapia de curta duração.

(vi) As arestas afiadas das próteses devem ser bem aparadas e polidas para evitar traumatismos.

(vii) Deve ter-se o máximo cuidado para evitar a abrasão dos tecidos moles durante o fabrico da prótese

(viii) Os lubrificantes salivares artificiais podem ser aconselhados para obter melhores resultados após a terapia, de modo a compensar o efeito da xerostomia

(ix) Para reduzir a hemorragia gengival, são aconselhadas margens supragengivais

(x) A utilização de epinefrina para a retração gengival deve ser administrada com cuidado. A hemostase local não deve ser obtida com vasoconstritor tópico.

(xi) A pressão sistólica em repouso >180 ou a pressão diastólica >110 indicam que todos os procedimentos electivos devem ser adiados até que a pressão arterial possa ser reduzida para um nível mais seguro.

Table 1: Classification of blood pressure (BP) as per ACC/AHA 2017 [12].

| BP classification | Systolic BP | Diastolic BP |
|---|---|---|
| Normal | <120 mm Hg | <80 mm Hg |
| Elevated | 120–129 mm Hg | <80 mm Hg |
| Stage 1 hypertension | 130–139 mm Hg | 80–89 mm Hg |
| Stage 2 hypertension | ≥140 mm Hg | ≥90 mm Hg |

**Angina de peito**

A angina de peito é definida como a dor torácica resultante da redução do fluxo sanguíneo para o tecido cardíaco ([9]). Os sintomas clássicos incluem dor retroesternal que se desenvolve durante o stress ou esforço físico, irradia para os ombros, braço esquerdo ou direito, pescoço ou mandíbula, dura menos de 5 minutos e alivia rapidamente com repouso ou comprimidos de nitroglicerina sublingual ([9]).

Durante o tratamento dentário, pode ocorrer um ataque de angina, que pode ser gerido da seguinte forma:

(i) Em primeiro lugar, interromper o procedimento

(ii) Posicionar o doente na posição semi-vertical ou vertical

(iii) Administrar oxigénio

(iv) Um comprimido (0,3-0,6 mg) de nitroglicerina é administrado por via sublingual

(v) Se os sinais ou sintomas não desaparecerem no espaço de 2 a 3 minutos, é administrada outra dose de nitroglicerina e o doente deve estar preparado para o acompanhar ao serviço de urgência

(vi) Uma terceira nitroglicerina pode ser administrada três minutos após a segunda.

A dor no peito que continua mesmo após 3 comprimidos de nitroglicerina pode ser um sinal de possibilidade de enfarte do miocárdio. O doente deve ser levado imediatamente para um centro de cuidados superiores.

A Sociedade Canadiana de Cardiologia atribuiu a classificação da angina (Quadro 2) .[35]

(1) Tratamento protético na angina de peito. Os pacientes com angina ligeira (até um ataque por mês) podem ser submetidos à maioria dos procedimentos dentários não cirúrgicos com o protocolo normal. Os sinais vitais devem ser monitorizados durante o procedimento. É prescrita nitroglicerina ao doente. Os tratamentos extensos, como implantes, são adiados ou efectuados com sedação por óxido nitroso, e apenas são utilizados 0,004-0,005 mg de adrenalina.

Aos doentes com angina moderada (até um ataque por semana) é prescrita uma dose sublingual de nitroglicerina antes de um tratamento alargado, como uma cirurgia de implante. É recomendado um tratamento ansiolítico adequado com suplementação de oxigénio.

Os doentes com angina instável (episódios diários) estão limitados a procedimentos de exame e são aconselhados a uma contraindicação absoluta para cirurgia dentária electiva, como a colocação de implantes dentários.

TABLE 2: Canadian Cardiovascular Society's classification of angina [13].

| Class | Characteristics |
|---|---|
| Class I | No angina with ordinary activity. Angina with strenuous activity. |
| Class II | Angina during normal activity (walking up hills, walking rapidly upstairs), with mild limitation of activities. |
| Class III | Angina with low levels of activity (walking 50-100 yards on the flat, walking up one flight of stairs), with marked restriction of activities. |
| Class IV | Angina at rest or with any level of exercise. |

TABLE 3: Implant considerations in patients with MI based on the duration of last MI attack [4].

| Risk | Duration | Implant procedures |
|---|---|---|
| Mild | >12 months | Hospitalization if general anesthesia required |
| Moderate | 6-12 months | Postponement of procedure |
| Severe | <6 months | Postponement of procedure |

TABLE 4: New York Heart Association's classification of CHF [15].

| | |
|---|---|
| Class I | No symptoms and no limitation in ordinary physical activity. |
| Class II | Mild symptoms and slight limitation during ordinary activity. Comfortable at rest. |
| Class III | Marked limitation in activity caused by symptoms, even during less than ordinary activity. Comfortable only at rest. |
| Class IV | Severe limitations. Experiences symptoms even during rest. |

Tabela 2: Classificação de angina da Sociedade Cardiovascular Canadiana

**Infarto do miocárdio**

O enfarte do miocárdio (IM) é definido como uma isquemia prolongada ou hipóxia devido a uma deficiência de fornecimento de sangue na artéria coronária que causa lesões no miocárdio ([12]).

(1) Gestão dentária da IM.

O tratamento dentário do enfarte do miocárdio é idêntico ao da angina de peito. Considerações adicionais incluem, se o doente estiver sob anticoagulação, o rácio normalizado internacional (INR) deve ser determinado no dia do tratamento e o tratamento deve ser efectuado dentro dos limites recomendados, ou seja, <3,5, com controlo adequado da hemorragia para cirurgia. A hemostase adicional é obrigatória em casos com medicamentos antiplaquetários. As considerações relativas ao implante em doentes com enfarte do miocárdio com base na duração do último ataque de enfarte são apresentadas na Tabela 2 ([1] 2).

**Endocardite infecciosa**

A endocardite infecciosa (EI) é a infeção das válvulas cardíacas ou das superfícies endoteliais do coração ([12]).

Gestão protética em IE ([12,36]).

O regime de profilaxia recentemente revisto inclui o seguinte:

(a) 2 g de amoxicilina por via oral (PO) 60 minutos antes ou

(b) Para as pessoas incapazes de tomar medicação oral, 2 g de ampicilina por via intramuscular (IM) ou intravenosa (IV) 30 minutos antes do procedimento ou

(c) Se o doente for alérgico à penicilina, 600 mg de clindamicina ou 2 g de cefalexina PO 1 hora antes do procedimento ou

(d) Se o doente for alérgico à penicilina e não puder tomar medicação oral, 600 mg de clindamicina IV ou 1,0 g de cefazolina IM ou IV 30 minutos antes dos procedimentos

(i) A profilaxia da endocardite não é necessária para a simples colocação de próteses ou para a realização de moldes

(ii) Para os doentes com potencial de higiene oral deficiente ou com antecedentes de episódios múltiplos de endocardite, a terapia com implantes pode ser inadequada

(iii) Nos casos em que os implantes são necessários, são preferidos os implantes endo-ósseos com uma largura adequada de gengiva aderente

**Insuficiência cardíaca congestiva**

A insuficiência cardíaca congestiva (ICC) é um estado fisiopatológico caracterizado por uma anormalidade da função cardíaca, que provoca a incapacidade do coração de bombear sangue adequado para os tecidos (9).

Muitos medicamentos utilizados no tratamento da insuficiência cardíaca provocam secura da boca e lesões orais. A toxicidade dos digitálicos provoca um aumento do reflexo de vómito e hipersalivação. Por isso, como dentista, temos de ser capazes de reconhecer estes sinais .[(10)]

A New York Heart Association classificou a ICC (Tabela 2) com base na qual a gestão protética é efectuada .[(37)]

(1) Considerações protéticas na ICC[(12)] . O protocolo de redução do stress está indicado para todos os pacientes com ICC. As classes I e II da NYHA podem receber cuidados dentários de rotina em ambulatório. A consulta médica não está indicada, a menos que existam doenças sistémicas adicionais. Para as classes III e IV da NYHA, recomenda-se a consulta médica para todas as terapias de implantes complexas que envolvam aumentos de crista, enxertos sinusais e implantes subperiosteais com reflexão periosteal extensa, terapia de implantes de arcada completa e aumentos ósseos autógenos em bloco.

**Terapia anticoagulante**

A terapia anticoagulante é comum em doentes cardíacos. Para uma pessoa saudável sem terapia anticoagulante, normalmente o valor do INR deve ser 1. Recomenda-se um INR entre 2 e 3 para quem está a tomar anticoagulantes. Valores mais elevados de INR de 2,5-3,5 podem ser necessários em situações de alto risco (válvulas cardíacas protésicas) .[(12)]

A indicação para anticoagulação deve ser identificada porque, por vezes, pode ser feito um curto período de descontinuação dos anticoagulantes sem aumentar substancialmente o risco de eventos trombóticos. Os anticoagulantes não devem ser descontinuados em doentes com próteses valvulares mecânicas. O médico do doente deve ser consultado sempre que necessário. Se o doente estiver a fazer terapêutica anticoagulante de longa duração e estiver estabilizado com varfarina, o INR deve ser verificado 72 horas antes da cirurgia ([12]).

(1) Gestão dentária para doentes sob terapêutica anticoagulante ([9]).

(i) Para determinar o nível de anticoagulação, recomenda-se sempre a consulta de um médico

(ii) Não estão indicados ajustes no anticoagulante oral, se estiverem planeados procedimentos invasivos ou cirurgia oral menor e o INR estiver entre 2 e 3,5

(iii) A utilização de esponjas e suturas de celulose oxidada ou colagénio pode diminuir o risco de hemorragia em doentes que estejam a utilizar anticoagulantes orais. Também pode ser considerado o uso de enxaguatório bucal com ácido tranexâmico a 5% quatro vezes ao dia durante dois dias ([10]).

**Doenças da pele**

- Pênfigo - as manifestações orais variam de úlceras a bolhas. Estas condições dolorosas tornam impossível a utilização de próteses sem tratamento médico.
- O uso constante da prótese deve ser desencorajado

**Caraterísticas clínicas**

No pênfigo, a lesão pode permanecer num único local durante muito tempo e podem desenvolver-se pequenas bolhas plácidas. As bolhas podem romper-se, deixando uma úlcera. Cerca de 80% a 90% dos doentes apresentam lesões orais. Em cerca de dois terços dos doentes, as manifestações orais são o primeiro sinal da doença. Todas as partes da boca podem ser afectadas. As bolhas rompem-se quase imediatamente na boca, mas podem permanecer intactas durante algum tempo na pele. Um dos sinais clássicos, o sinal de Nikolsky (formação de bolhas induzida pela fricção suave de um local afetado da mucosa), é positivo no pênfigo, mas não é patognomónico, uma vez que também foi encontrado positivo noutras doenças. Uma vez que as vesículas ou bolhas são intra-epiteliais, estão frequentemente cheias de líquido claro. Histologicamente, existe uma clivagem (por exemplo, células de Tzanck, células acantolíticas) dentro da camada espinhosa do epitélio. No penfigoide, a clivagem ou fenda encontra-se por baixo do epitélio, resultando em bolhas que, normalmente, estão cheias de sangue. O penfigoide da membrana mucosa está frequentemente limitado à cavidade oral, mas alguns doentes apresentam lesões oculares (por exemplo, simbléfaro, anquilobléfaro) que devem ser avaliadas por um oftalmologista. A gengiva é o local oral mais comummente envolvido. O penfigoide pode aparecer clinicamente como uma lesão gengival vermelha, não ulcerada ([38]).

**Fundamentação do tratamento**

Uma vez que tanto o pênfigo como o penfigoide são doenças auto-imunes, o tratamento primário consiste em esteróides tópicos ou sistémicos ou outros medicamentos imunomoduladores. Podem ser utilizadas moldeiras personalizadas para localizar os medicamentos esteróides tópicos nos tecidos gengivais (terapia oclusiva). Uma vez que podem assemelhar-se a outras doenças bolhosas ulcerativas, é necessária uma biopsia para um diagnóstico definitivo. As amostras devem ser submetidas a testes de microscopia ótica, imunofl uorescência e imunologia. Devido à natureza potencialmente grave da doença, deve ser considerado o encaminhamento para um especialista em medicina oral, dermatologia e oftalmologia. Quando estão presentes lesões oculares, deve ser consultado imediatamente um oftalmologista, numa tentativa de evitar a cegueira. A terapêutica com medicamentos como esteróides sistémicos, imunossupressores e imunomoduladores é apresentada para informar o clínico de que estas modalidades foram consideradas eficazes em doentes com doenças vesiculobolhosas, como o pênfigo vulgar e o penfigoide da membrana mucosa. Terapêuticas como a dapsona, o metotrexato, o micofenolato de mofetil, a ciclosporina A, a niacinamida com tetraciclina e a plasmaferese são utilizadas para tratar doentes com doenças vesiculobolhosas, como o pênfigo vulgar e o penfigoide das mucosas, mas não devem ser utilizadas por rotina devido ao potencial de efeitos adversos.

Recomenda-se uma colaboração estreita com o médico do doente quando estes medicamentos são prescritos([38] ).

**Distúrbios neurológicos**

- Paralisia de Bell e doença de Parkinson - influenciam a retenção da prótese e os registos da relação dos maxilares.

**Doença de Parkinson.**

A doença de Parkinson é uma doença neurodegenerativa caracterizada por tremores, rigidez, bradicinesia e instabilidade postural. É causada pela depleção dos neurotransmissores dopamina ([9,39] ).

**(1) Considerações protéticas na doença de Parkinson .[(9,32)]**

(i) O movimento do doente na instalação dentária pode ser afetado por tremores e rigidez.

(ii) O efeito farmacológico dos medicamentos deve ser o máximo possível durante o trabalho.

(iii) Uma posição semi-inclinada é adequada para as pessoas que têm dificuldade em controlar a salivação.

(iv) O ajuste correto da cadeira dentária é feito lentamente e o doente tem tempo suficiente para se sentar na posição vertical e só depois se levanta lentamente da cadeira dentária.

(v) Pode haver a possibilidade de hipotensão ortostática, pelo que devem ser tomadas precauções.

**Na prótese completa ([40,41]).**

(i) Se a prótese for colocada pela primeira vez, deve ser considerada a possibilidade de implantes ou sobredentaduras suportadas por implantes.

(ii) As impressões devem ser efectuadas com materiais de impressão de secagem rápida.

(iii) A retenção, estabilidade e suporte da prótese estão comprometidos devido aos tremores e rigidez das musculaturas orofaciais, bem como à salivação.

(iv) A técnica da zona neutra e a técnica do rebordo são aconselhadas para efetuar impressões finais.

(v) Deve ser feito um desgaste seletivo para eliminar quaisquer interferências e para obter a máxima estabilidade e retenção das próteses.

(vi) Os dentes monoplanos podem ser utilizados para estabelecer uma oclusão estável.

(vii) A duplicação de uma prótese antiga familiar ajuda a manter o controlo muscular aprendido no caso de ser necessário substituí-la. As próteses mais antigas devem ser substituídas porque existe um elevado grau de reabsorção óssea nos utilizadores prolongados de próteses. Ao fazê-lo, a prótese anterior pode atuar como moldeira de impressão.

(viii) É preferível o polivinil siloxano de baixa viscosidade.

(ix) A fraqueza do músculo bucinador altera a dinâmica da alimentação, resultando na estagnação dos alimentos na zona do fórnix. A superfície exterior da prótese é modificada para melhorar a sua retenção (na parte inferior), bem como para diminuir a quantidade de alimentos entre o músculo bucinador e a modificação protética.

**Na prótese parcial removível ([40,42] ):**

(i) Os conectores principais não devem ser de dimensão inferior.

(ii) Os retentores concebidos devem ser retentivos.

(iii) Os acessórios de precisão devem ser evitados.

(iv) A utilização de próteses flexíveis é uma boa opção

**Na prótese parcial fixa ([42,43,44] ):**

(i) As margens supragengivais ou equigengivais são indicadas.

(ii) Material de retração gengival (um polisiloxano vinílico expansível) para retração do sulco gengival.

(iii) As restaurações de cobertura total são o tratamento de eleição

(iv) Recomenda-se a utilização de cimentos de resina.

**Cirurgia de implantes ([45,39,4] 0):**

(i) Os AL que contêm epinefrina são utilizados com precaução porque, se agonizarem com a levodopa ou a entacapona, farão disparar a tensão arterial e o ritmo cardíaco.

(ii) A epinefrina <0,05 mg é considerada segura.

**Doenças pulmonares**

As precauções gerais que devem ser seguidas durante o tratamento de doentes com doenças pulmonares são as seguintes ([9,12,46]):

(i) Fazer uma anamnese correta do paciente

(ii) O médico do paciente deve ser consultado sobre os medicamentos e o estado das doenças

(iii) Proporcionar um ambiente sem stress durante cada visita

(iv) Colocar o doente na posição vertical

(v) Evitar medicamentos que causem depressão respiratória, como narcóticos e sedativos

(vi) Evitar a anestesia bilateral com bloqueio mandibular

(vii) Evitar a instrumentação ultra-sónica

(viii) Os procedimentos protéticos só devem ser efectuados em caso de emergência, ou seja, em caso de doença respiratória fúngica ou bacteriana ativa

(ix) Não é aconselhável a utilização de vasoconstritores e de cordão de retração gengival.

**Considerações adicionais sobre a DPOC**

Para além das precauções gerais, são as seguintes as considerações adicionais relativas às doenças pulmonares obstrutivas crónicas (DPOC)([9,12]):

(i) Se o doente estiver sob corticosteróides sistémicos, é necessária uma dose de suplemento para procedimentos cirúrgicos importantes devido à supressão adrenal

(ii) Evitar a utilização de antibióticos macrólidos em doentes que estejam a tomar teofilina

**Considerações sobre a asma**

Para além das precauções gerais, são feitas as seguintes considerações adicionais relativamente à asma (9,12,14):

(i) Marcar uma consulta para o final da manhã

(ii) O inalador do doente deve estar disponível durante cada consulta

(iii) Evitar aspirina, AINEs e barbitúricos

(iv) A AE sem epinefrina/levonordefrina é aconselhada na doença moderada a grave

(v) Aconselha-se a inalação profiláctica de broncodilatadores no início da consulta para evitar crises de asma

(vi) Recomenda-se uma cura óptima das próteses acrílicas, sendo preferível um material sem metacrilato de metilo

(vii) Se ocorrer um ataque agudo de asma, recomenda-se um inalador agonista β2 adrenérgico de ação curta

**Considerações sobre a tuberculose**([9,39] ).

Para além das precauções gerais, as considerações adicionais relativas à tuberculose são as seguintes

(i) Só devem ser prestados cuidados de emergência ao doente com tuberculose

(ii) O médico deve ser consultado para saber o resultado das culturas de expetoração para Mycobacterium tuberculosis

(iii) Se os resultados forem negativos, o doente pode ser tratado normalmente

(iv) Quando os resultados são positivos, temos de saber que o tratamento adequado da tuberculose requer um mínimo de 18 meses com um acompanhamento pós-tratamento

(v) As precauções normais de controlo de infecções são obrigatórias,

**Doenças do fígado**

Nos doentes com doença hepática, a síntese dos factores de coagulação e a capacidade de desintoxicação dos fármacos são mais frequentemente afectadas. Para o tratamento geral destes doentes, é indicada uma atenção rigorosa à hemostase ([12]).

**Gestão de implantes dentários em caso de doenças hepáticas**

(i) Os doentes sem valores laboratoriais anormais no que respeita ao hemograma completo, ao tempo de tromboplastina parcial (PTT) e ao tempo de protrombina (TP) são de baixo risco. Nestes casos, o protocolo normal está indicado para todos os procedimentos não cirúrgicos e cirúrgicos simples.

(ii) Os doentes com um TP elevado inferior a 1,5 vezes o valor de controlo ou uma bilirrubina ligeiramente afetada são abrangidos pelo risco moderado. Nestes casos, deve ser efectuada uma consulta médica. A hemorragia deve ser controlada adequadamente.

(iii) Se o PT elevado for mais de 1,5 vezes superior ao valor de controlo, são considerados de alto risco, pelo que os procedimentos dentários electivos estão contra-indicados ([12]).

**Doença renal crónica**

Os casos renais sintomáticos sem diagnóstico devem ser encaminhados para os médicos. Se forem planeados procedimentos invasivos, deve ser efectuada uma avaliação pré-tratamento para detetar distúrbios hemorrágicos. Se a taxa de filtração glomerular for <50 ml/min, os cuidados dentários electivos devem ser adiados até o doente estar clinicamente estável e ser consultado.

**Diálise**

Para os doentes que fazem diálise peritoneal, não há problema com o tratamento dentário, mas os que fazem hemodiálise são susceptíveis a infecções. O tratamento dentário deve ser efectuado no dia seguinte à hemodiálise. Os procedimentos cirúrgicos de grande porte devem ser efectuados no dia seguinte ao fim da semana de hemodiálise. Se for necessário tratamento dentário no dia da hemodiálise, o médico deve administrar sulfato de protamina para bloquear os efeitos anticoagulantes da heparina.[(9)]

**BELL'S PALSY -**

Os doentes com paralisia de Bell apresentam fraqueza súbita ou paralisia no lado afetado da face com perda abrupta do controlo muscular. Também têm dificuldade em enrugar a testa, fechar o olho, assobiar, levantar a sobrancelha no lado afetado. O canto da boca fica caído, provocando saliva. Sempre que o doente tenta fechar a pálpebra, o globo ocular rola para cima, de modo que a pupila fica tapada e só a esclerótica branca é visível (sinal de Bell)[47,48] . Verifica-se uma obliteração do sulco nasolabial. Como o músculo bucinador enfraquece, os alimentos ficam retidos nos vestíbulos bucais e labiais maxilares e mandibulares. O envolvimento do nervo corda do tímpano leva à perda do paladar nos dois terços anteriores da língua e à redução da salivação. A expressão da face altera-se drasticamente, resultando numa aparência de máscara para as caraterísticas faciais ([49]). O tratamento protético destes doentes requer uma abordagem sistemática, uma vez que as caraterísticas clínicas da paralisia de Bell podem interferir com a maioria dos passos, tais como a moldagem, a relação da mandíbula, a retenção da prótese e a estabilidade ([50]).

**Relato de caso**

Um homem edêntulo de 69 anos de idade com paralisia cerebral do tipo atetóide, diagnosticada aos três anos de idade, apresentou-se à nossa clínica (Figura 5). Não apresentava complicações médicas ou atraso mental. Os seus membros inferiores estavam paralisados. Era capaz de mover os braços voluntariamente até certo ponto. No entanto, o distúrbio de movimento era evidente quando realizava acções como esmagar um copo de papel na mão. Os movimentos de abertura e fecho da mandíbula eram possíveis, mas observava-se um desvio mandibular conspícuo para a direita (Figura 6). O paciente não conseguia realizar movimentos de limitação ou batimento da mandíbula quando instruído. Anteriormente, tinha recebido tratamento dentário simples, como extração e restauração de dentes. No entanto, nunca tinha sido submetido a tratamento protético. Os cotos radiculares residuais na maxila e na mandíbula foram extraídos três anos antes e, desde então, o paciente permaneceu edêntulo. O doente deu o seu consentimento informado para participar neste estudo ([51]).

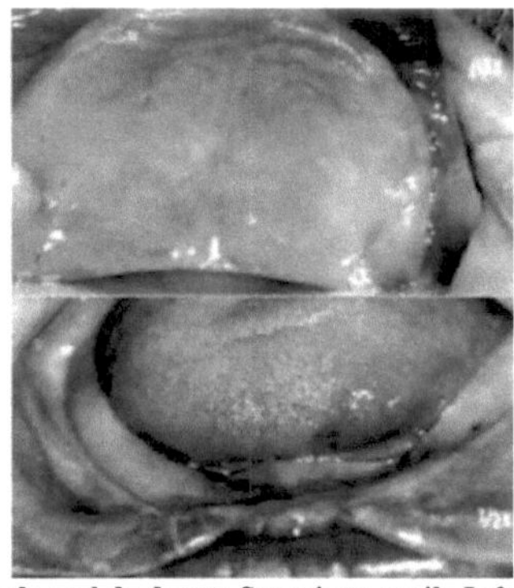

**Figura 5 Cavidade oral do doente Superior: maxila Inferior: mandíbula**

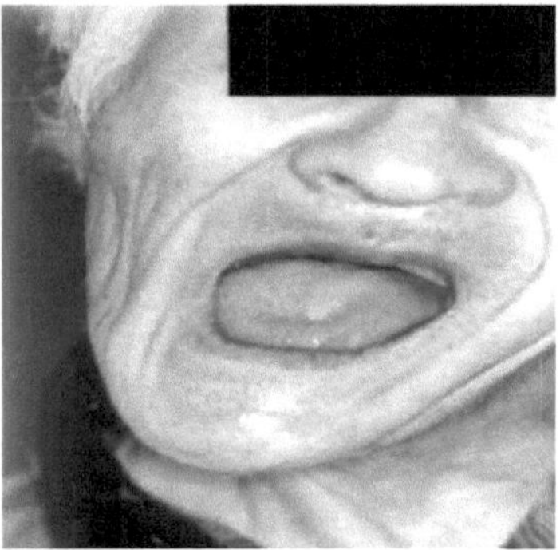

**Figura 6: Deslocamento da mandíbula para o lado direito aquando da abertura**

## Tratamento

Foram tiradas impressões para modelos de estudo. Em seguida, foram preparadas moldeiras personalizadas para obter impressões precisas com material de impressão de borracha de silicone. Foram feitas placas de mordida nos modelos de trabalho. Determinámos o seu plano de mordida utilizando o método convencional baseado no plano de Camper. No entanto, foi difícil determinar a sua dimensão vertical oclusal porque ele não conseguia manter a posição enquanto mordia as placas de mordida. Por conseguinte, mantivemos a mandíbula em posição para obter a dimensão vertical oclusal. Com a mordida oclusal registada, procedemos à confeção das próteses de tratamento. Os dentes artificiais foram dispostos em oclusão lingualizada numa

articulador de valor médio. As próteses foram fabricadas pelo método convencional. Após o ajuste oclusal no articulador, os dentes artificiais posteriores foram removidos da prótese mandibular para fazer as mesas oclusais. Foi aplicada resina autopolimerizável nestas superfícies. As próteses maxilares e mandibulares foram ocluídas no articulador para marcar a posição das cúspides palatinas dos dentes maxilares, antes da cura completa da resina. A resina autopolimerizável foi reduzida até que todas as cúspides palatinas estivessem em contacto uniforme. As mesas oclusais foram achatadas tanto quanto possível ([53]) (Figuras 7 e 8).

PRÓTESES COMPLETAS PARA UM DOENTE COM PARALISIA CEREBRAL

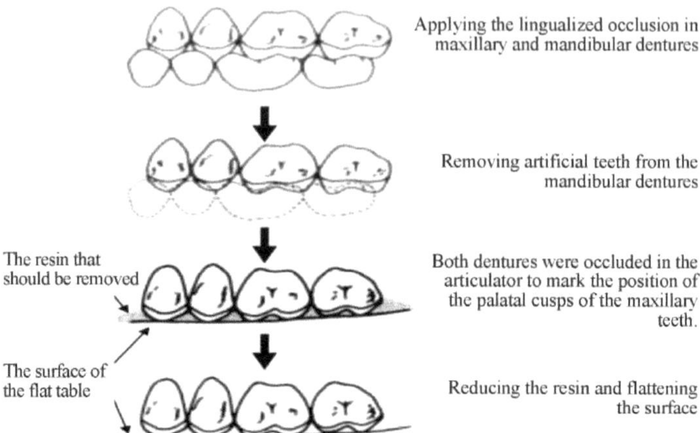

Figura 7: Ajuste da mesa oclusal da prótese de tratamento

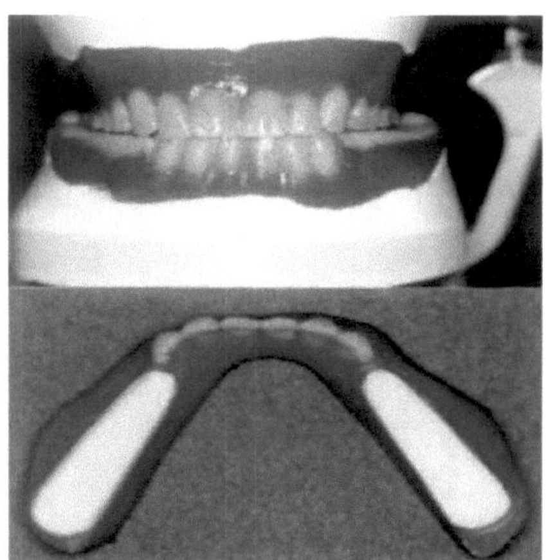
Figura 8 Marcas de indentação na mesa plana da dentadura mandibular

Superior: após 4 semanas Inferior: após 6 semanas

Para garantir a forma e a retenção das próteses, foram efectuados moldes funcionais com as próteses de tratamento e o condicionador de tecidos. Após a entrega das próteses de tratamento, seguimos o paciente semanalmente. Efectuámos o ajuste oclusal e o condicionamento dos tecidos em todas as consultas de revisão. Neste método, uma vez que as cúspides da prótese maxilar devem recuar para as mesas planas mandibulares durante a oclusão, não se procedeu ao desgaste dos dentes artificiais maxilares. O ajuste das mesas planas mandibulares através da retificação também foi limitado à remoção dos contactos prematuros que pareciam inclinar as próteses. Como o doente não conseguia realizar o movimento de batimento, posicionámos a mandíbula de modo a que as mesas planas contactassem com os dentes artificiais da prótese maxilar. Após este tratamento preliminar, observámos o seu movimento de batimento e determinámos a frequência de 4-6 vezes em cada consulta (Tabela 3).

| | 1week (n=5) | 2weeks (n=6) | 3Weeks (n=4) | 4weeks (n=5) | 5weks (n=4) | 6weeks (n=5) |
|---|---|---|---|---|---|---|
| Max | 3 | 8 | 13 | 26 | 25 | 31 |
| Min | 1 | 5 | 8 | 13 | 18 | 24 |
| Average±SD | 2.4±0.8 | 6.5±1.4 | 10.3±2.2 | 20.6±5.2 | 21.6±3.3 | 27.6±3.4 |

Trial number is noted in parenthesis

**Tabela 3: O número de movimentos de batida**

Durante a observação do tapping, não regulámos a frequência, a intensidade ou a distância de abertura da mandíbula, permitindo assim o movimento voluntário do doente. Durante as primeiras 3 semanas, as próteses não eram estáveis e o paciente só conseguia realizar o tapping continuamente de 1 a 13 vezes. O doente sofria de úlceras frequentes na cavidade oral e tinha dificuldade em comer. No entanto, após 4 semanas, as próteses tornaram-se mais estáveis e a sua frequência de batimentos melhorou para um máximo de 26 vezes.

Nas mesas planas, detectámos as marcas de indentação das cúspides da prótese maxilar oposta (Figura 9). Não foram observadas mais úlceras na cavidade oral e o doente sentiu muito mais facilidade em comer. Após 6 semanas, o doente não se queixava de qualquer dor. Conseguiu bater um máximo de 31 vezes, conforme as instruções. Além disso, as marcas de indentação podiam ser vistas mais claramente e o doente conseguia manter a mandíbula numa posição em que cada cúspide da prótese maxilar tocava as marcas de indentação nas mesas planas.

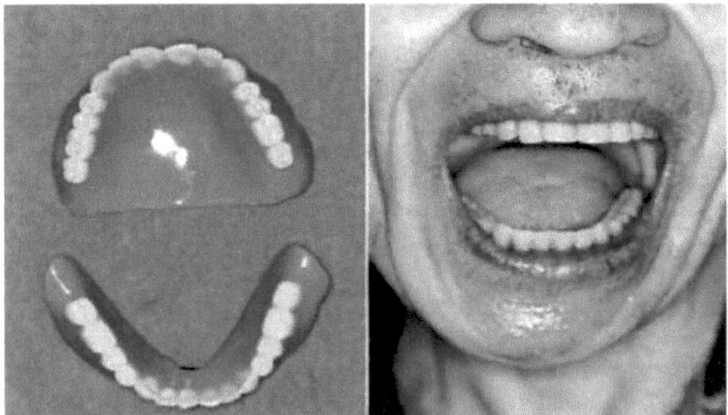

**Figura 9: Fotografias pós-tratamento**

**À direita: Próteses definitivas, Esquerda: O paciente a usar próteses definitivas**

A mordida foi novamente registada com material de silicone. Estas próteses de tratamento foram novamente montadas num articulador de valor médio para dispor os dentes artificiais posteriores na prótese mandibular com oclusão lingualizada e para reembasar as próteses maxilar e mandibular. As próteses definitivas foram assim fabricadas (Figura 9). Utilizando material de silicone e papéis oclusais, verificámos e ajustámos a adaptação e a relação oclusal das próteses definitivas. Após a entrega das próteses definitivas, o paciente foi consultado regularmente e continua satisfeito com as suas próteses.

**Discussão**

Os mecanismos detalhados dos movimentos involuntários associados à paralisia cerebral ainda não foram esclarecidos. No entanto, a falha do controlo muscular é considerada a principal razão [54]. Ogata [55] registou os movimentos mandibulares de quatro doentes com paralisia cerebral do tipo atetóide utilizando a cinesiografia mandibular (MKG) e relatou desvios extremos para a direita ou para a esquerda durante o movimento de abertura. Além disso, relatou que movimentos complexos, como a limitação do movimento da mandíbula, não podiam ser realizados em casos graves. No presente caso, foi observada uma condição semelhante. Além disso, nosso paciente era edêntulo há cerca de 3 anos.

Para o movimento mandibular, a informação mais importante tem origem nos receptores do ligamento periodontal ([56]), na articulação temporomandibular ([57]) e nos fusos musculares do masseter. Os pacientes edêntulos não são capazes de receber informações do ligamento periodontal. Para além disso, os sinais de entrada dos fusos musculares do paciente edêntulo estão diminuídos([58]). Assim, a maioria dos pacientes edêntulos não consegue realizar movimentos mandibulares suaves e precisos. Pelas razões acima mencionadas, o nosso paciente parecia estar numa condição desfavorável, pois era incapaz de realizar movimentos mandibulares funcionais.

Durante o fabrico de próteses completas, a dimensão vertical oclusal é normalmente determinada com placas de mordida baseadas na aparência facial do doente, posição de repouso da mandíbula e outros factores. A relação horizontal é determinada pelo método do arco gótico ([59]). Para utilizar o método do arco gótico, os doentes têm de manter o traçador do arco gótico na cavidade oral e mover a mandíbula de acordo com as instruções. No entanto, no caso do nosso paciente, foi impossível seguir essas instruções. Assim, não aplicámos este método, mas utilizámos as mesas planas e analisámos a oclusão.

Seguimos uma versão modificada do método de Sakurai para o tratamento deste doente. Ao fazer próteses definitivas a partir de próteses de tratamento, Sakurai usou núcleos de silicone e gesso para registar detalhes da relação oclusal e da superfície polida das próteses. Este método requer a inserção dos materiais no vestíbulo bucal e a moldagem pela musculatura bucal. Como nosso paciente não conseguia realizar esse procedimento, adotamos um método simples, no qual o paciente deveria morder o material.

As mesas planas ideais devem ter uma elasticidade e suavidade moderadas, de modo a que as cúspides da prótese maxilar formem indentações nas mesmas ([60]). No presente caso, utilizámos apenas resina autopolimerizável, por ser simples e fácil. No entanto, foi necessário muito tempo para registar as indentações. Estudos anteriores mencionaram que a adição de pó de bebé ou resina de selagem à resina autopolimerizável é útil para fazer mesas planas. No entanto, a aplicação destes materiais deve ser objeto de um estudo mais aprofundado.

Utilizando dentaduras de tratamento com mesas planas, a condição oclusal pode ser analisada observando as indentações nelas ([53,60,61]). Se as indentações estiverem espalhadas ou em forma de arco gótico, a oclusão cêntrica do doente não é estável. Nestes casos, recomenda-se a utilização de dentes sem cúspide nas próteses definitivas. Pelo contrário, se o movimento mandibular for estável e o ponto cêntrico se tornar fixo, recomenda-se que todas as cúspides maxilares estejam em contacto com os pontos correspondentes nas mesas planas mandibulares. As indentações formadas em resultado do contacto das cúspides maxilares com as mesas planas seriam estreitas e em forma de ponto, em vez de largas e imprecisas ou em forma de arco gótico. No caso presente, as indentações eram pontuais. Além disso, ao fim de 6 semanas, a doente conseguia fazer o tapping no ponto exato em que as cúspides da prótese maxilar tocavam nas reentrâncias das mesas planas. Assim, concluímos que o movimento mandibular do nosso paciente era estável.

Os movimentos mandibulares irregulares podem ser recorrentes na paralisia cerebral. Por isso, poderia ter sido apropriado controlar os seus movimentos mandibulares irregulares através da aplicação de dentes sem cúspide. No entanto, pensámos que a possibilidade de recorrência seria maior se aplicássemos dentes sem cúspide. Por isso, colocámos dentes artificiais normais numa oclusão lingualizada ([52]), de modo a regular, até certo ponto, o seu movimento mandibular. Considera-se que a oclusão lingualizada raramente causa distorção ou movimento lateral das próteses e é superior em termos de ritmo e eficiência da mastigação([62,63]). Iwatate et al. ([53]) relataram que a oclusão lingualizada era adequada para pacientes com paralisia cerebral que rangem os dentes involuntariamente.

Quando são utilizadas próteses de tratamento de mesa plana, considera-se que a mucosa fornece informações relativamente à paragem vertical e à força de mordida[(62)]. Além disso, especula-se que haja um aumento na resposta do músculo masseter. Devido a essas razões, acreditamos que nosso paciente foi capaz de realizar movimentos mandibulares sem problemas.

Os seguintes requisitos devem ser satisfeitos antes da colocação das próteses definitivas ([60]):

1) O doente não se queixa de dores.

2) As marcas de indentação podem ser claramente vistas nas mesas planas.

3) As próteses de tratamento são estáveis na cavidade oral.

4) O movimento mandibular é suave.

Ao fim de 4 semanas, o doente tinha muito mais facilidade em comer. As indentações nas mesas planas podiam ser vistas claramente. Abe[(60)] referiu que a formação de marcas de indentação resultava da estabilidade das dentaduras e que os doentes se tornavam capazes de efetuar movimentos mandibulares suaves e precisos com a ajuda das indentações. Por conseguinte, considerou-se que as irregularidades no movimento mandibular foram rectificadas no nosso caso. Não foram observadas mais úlceras na cavidade oral e a frequência das batidas melhorou para um máximo de 26 vezes após 4 semanas. Após 6 semanas, o paciente não se queixava de dor e as marcas de indentação eram mais visíveis. Além disso, conseguia manter a mandíbula numa posição exacta, em que as cúspides da prótese maxilar tocavam nas reentrâncias das mesas planas. O seu movimento de batida melhorou significativamente e atingiu um máximo de 31 vezes. Por isso, decidimos fazer as próteses definitivas após 6 semanas.

Sabe-se que o movimento de sapateado é influenciado pela distância de abertura da mandíbula, pela frequência, pela atitude e pela apresentação do vértice ([64] ). Nos casos de paralisia cerebral, o controlo dos movimentos de sapateado é difícil. Considera-se que a contenção por mergulho da cabeça pode perturbar a replicação de um exercício de sapateado. Sentir-se tenso também pode afetar negativamente o sapateado([65]).Por isso, não defendemos quaisquer restrições e permitimos o exercício voluntário do paciente.

Uma vez que o doente conseguia efetuar o movimento de batimento até certo ponto, foi-lhe possível morder as próteses de tratamento e tomar uma refeição mais facilmente do que antes. Isto implica que as mesas planas foram eficazes para a reabilitação do movimento mandibular. No entanto, tanto quanto sabemos, este é o primeiro caso em que esta técnica foi aplicada com sucesso a um doente com paralisia cerebral, e os pormenores dos mecanismos não são claros. São necessários mais estudos para elucidar os mecanismos subjacentes([51]).

**Malignidades orais**

- necessitam de radioterapia antes do tratamento protésico.
- a quimioterapia e a irradiação causam xerostomia, irritação das mucosas
- Os tecidos com cor de bronze e perda de tonicidade não são adequados para suporte de próteses
- Uma vez construídas as próteses, os tecidos devem ser examinados frequentemente para detetar radionecrose.

**XEROSTOMIA**

A xerostomia é um sintoma comum entre os adultos de meia-idade e os mais velhos. Pensa-se que esta tendência aparente relacionada com a idade representa a influência das condições médicas e do seu tratamento e não um efeito da idade em si ([6]6).

A saliva desempenha um papel importante no funcionamento das dentaduras completas, uma vez que a prótese não assenta apenas nas membranas mucosas, mas também numa película salivar interposta. A retenção da prótese total superior e, em menor grau, da inferior, também depende da camada salivar entre a base da prótese e os tecidos orais. A xerostomia pode dificultar o uso de próteses completas para o doente desdentado, uma vez que não só afecta a retenção, como também torna a mucosa oral mais propensa a lesões ([67]).

## CONDIÇÕES QUE CAUSAM XEROSTOMIA:

As seguintes condições levam à xerostomia()[68]

1. Doenças inflamatórias crónicas como a síndrome de Sjogren, a artrite reumatoide, o lúpus eritematoso sistémico e a esclerose sistémica.
2. Doenças genéticas como a tiroidite autoimune, a fibrose cística, a doença de armazenamento de esfingolípidos, a doença de Gaucher, a talassemia major e a amiloidose sistémica.
3. Doenças metabólicas como a cirrose biliar primária, a sarcoidose e a diabetes mellitus.
4. Vírus como o VIH, o vírus do herpes e o da hepatite C.
5. Outras causas como a doença renal terminal, medicamentos, desidratação, distúrbios alimentares (anorexia / bulimia) e deficiências nutricionais.

## SINAIS E SINTOMAS DE XEROSTOMIA

A xerostomia, que pode diferir em grau de gravidade de um indivíduo para outro, pode apresentar-se com um ou mais dos seguintes sintomas - dificuldade em engolir e falar, ardor na língua, estomatite, halitose, dificuldade em usar dentaduras, interrupções do sono devido à sede, aumento das cáries dentárias, aumento das glândulas salivares, queilite angular, candidíase oral, atrofia papilar, saliva opaca ou viscosa, dessecação ou aspeto brilhante da mucosa oral, restos de comida ou epitélio descamado no vestíbulo e estalidos audíveis dos tecidos moles orais durante a fala ([68]).

## TRATAMENTO PROTÉTICO DE PACIENTES COM XEROSTOMIA

### O papel da saliva na retenção da prótese

A saliva permite a formação de uma pressão de vácuo no assento das próteses e contribui significativamente para a retenção da prótese e para a satisfação com a prótese amovível. Na população que usa próteses, a mecânica de humidificação salivar é necessária para criar adesão, coesão e tensão superficial que, em última análise, conduzem a uma maior retenção das próteses. A adesão é a ligação criada pela saliva entre o epitélio da mucosa oral e a base da prótese. A coesão é a ligação entre os componentes da saliva que leva a uma maior retenção das próteses. A tensão superficial é a capacidade da prótese para resistir à separação dos tecidos e está intimamente relacionada com o ajuste da prótese. Um ajuste íntimo das bases da prótese aos tecidos de suporte e a presença de vedações adequadas nos bordos proporcionam uma função óptima da prótese, desde que a saliva seja adequada em quantidade, fluxo e consistência. A adesão, a coesão e a tensão superficial estão inter-relacionadas e todas elas dependem da saliva. A saliva também é necessária para preparar os alimentos para a digestão e deglutição; a sua produção insuficiente afecta negativamente a nutrição na população idosa desdentada. A falta de saliva na interface da mucosa da prótese pode produzir feridas na prótese devido à falta de lubrificação e retenção da prótese, bem como à redução do número de factores imunitários que a película salivar fornece. A falta de estabilidade e retenção da prótese pode causar embaraço social se as próteses se deslocarem durante as funções comuns; em última análise, podem prejudicar a capacidade ou a vontade de falar ou comer, particularmente em público. Por conseguinte, a hipofunção salivar pode ter um efeito devastador para o doente edêntulo portador de prótese, devido a numerosos factores combinados que afectam a mastigação, a deglutição, o paladar e a fala ([69]).

## BOCA SECA E PRÓTESES DENTÁRIAS

Os doentes com hipofunção salivar são mais susceptíveis à candidíase da mucosa, que se pode manifestar como uma cobertura pseudomembranosa ou eritema dos tecidos subjacentes e uma sensação de ardor na língua ou noutros tecidos moles intra-orais. No doente com saliva insuficiente, a falta de lubrificação salivar pode produzir ulcerações traumáticas da mucosa. As ulcerações manifestam-se como lesões pequenas e dolorosas com tecido fibroso circunferencial elevado. Nos doentes que usam próteses dentárias, se a causa da ulceração não for tratada, pode ocorrer uma hiperplasia reactiva por fricção que evolui para um epulis fissuratum. Embora não existam provas científicas suficientes relativamente à utilização de adesivos de dentaduras em geral, a sua utilização para melhorar a retenção de próteses bem feitas é aceitável e, por vezes, necessária. Os adesivos de prótese humedecidos melhoram a adesão e a coesão e criam um enchimento uniforme de material, particularmente em próteses bem feitas, o que melhora a tensão superficial. Por conseguinte, a utilização de adesivos em doentes com hipossalivação pode levar a uma melhor função da prótese e ao conforto do doente. O doente deve ser instruído relativamente ao uso diário de adesivos e deve ser aconselhado a visitar o dentista anualmente para avaliar a adequação da prótese e a saúde dos tecidos subjacentes que suportam a prótese. A disestesia idiopática ou estomatopiose (vulgarmente designada por "síndrome da boca ardente") é diagnosticada em doentes com xerostomia que usam próteses dentárias, excluindo causas fúngicas, traumáticas, mucosas, neoplásicas, endócrinas, serológicas ou nutricionais. Caracteriza-se por uma sensação de ardor em uma ou várias estruturas orais em contacto com as próteses. A mucosa oral destes doentes tem um aspeto clínico normal; a causa pode ser o facto de a microfricção da prótese contra a mucosa induzir uma disestesia ([69]).

## TRATAMENTO DE PROBLEMAS DE BOCA SECA EM UTILIZADORES DE PRÓTESES DENTÁRIAS

O tratamento inicial começa com uma avaliação exaustiva da causa subjacente. Em pacientes idosos, a avaliação deve incluir uma revisão dos problemas médicos e medicamentos concomitantes. No doente que usa dentadura, a avaliação deve incluir a dentadura e a superfície da mucosa que a suporta. Se o dentista conseguir ver feridas na prótese, deve considerar que um mau ajuste da prótese pode ser um fator causal da hipofunção salivar do doente e deve tratá-lo. Este é tipicamente o caso de flanges linguais mandibulares demasiado estendidas. A pressão excessiva nas regiões anteriores linguais pode potencialmente causar dor na mucosa, bem como hipofunção das glândulas sublinguais e submandibulares, e requer ajustes na prótese.19 Os pacientes devem ser instruídos a humedecer as suas próteses antes de aplicar o adesivo e a utilização combinada de saliva artificial e adesivo de prótese parece ser benéfica. Os substitutos salivares, a saliva artificial e os estimulantes salivares podem ser benéficos para o doente portador de prótese dentária em termos de retenção da prótese. Durante as refeições, recomenda-se uma maior ingestão de água. Embora o uso de adesivos em pacientes com hipossalivação exija cuidados adicionais, muitas vezes é necessário para estabilizar uma prótese removível .[(69)]

## RESERVATÓRIOS SALIVARES EM PRÓTESES DENTÁRIAS

Para facilitar a aplicação de saliva artificial, um reservatório de saliva intra-oral no rebordo lingual oco de uma prótese mandibular e um reservatório palatino são também as técnicas de eleição. Estes reservatórios ajudam o doente a controlar a sua xerostomia com a ajuda de substitutos salivares colocados nos mesmos. Os seus resultados foram fracos porque a limpeza adequada da prótese era difícil, o que impedia o fluxo do substituto da saliva para a boca ([70,71,72]).

## PROCEDIMENTO PARA PRÓTESE DIVIDIDA

Clinicamente, as impressões primárias e secundárias foram efectuadas da forma habitual. No laboratório, foi então efectuado um duplicado dos modelos secundários. Os modelos duplicados foram então marcados como "modelos número 2". A relação maxilomandibular foi registada com a mandíbula em posição retruída e um espaço livre aceitável. Os modelos foram então articulados da forma normal e os dentes foram colocados para prova. Foram utilizados dentes mais curtos no rebordo inferior para permitir uma área mais profunda para a futura colocação de reservatórios. As próteses de cera foram então experimentadas clinicamente. Utilizando os "modelos número 2" criados após a moldagem secundária e as próteses em cera, um segundo articulador é configurado com relações maxilomandibulares idênticas .[72]

**Construção da base mandibular em acrílico transparente: -**

A altura da secção da base de acrílico transparente tinha de ser determinada primeiro. Isto foi feito medindo a altura anterior da dentadura mandibular. De seguida, mediu-se a altura dos dentes anteriores inferiores e adicionaram-se 3 mm para permitir acrílico suficiente sob os dentes para resistência (FIGURA 10)

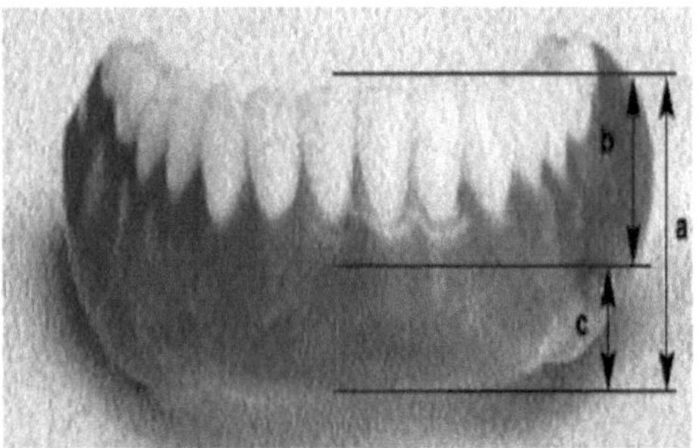

Figura 10 Determinação da altura da base acrílica

A prótese de cera original foi então posta de lado e uma nova base de cera mandibular foi construída, no articulador original, para esta altura de base. Cinco botões de pinos são posicionados na cera. Estes foram colocados exatamente no centro da base de cera e encerados de forma a que apenas os studd ficassem acima da cera. O aro foi então encerado até ao modelo e frascado da forma habitual. Dado que a precisão era fundamental, utilizou-se pedra dura misturada a vácuo. Depois de a cera ter sido fervida, foi aplicado um meio de separação e o frasco foi embalado com acrílico transparente para dentaduras. Este foi processado a quente de acordo com as instruções do fabricante. Após o processamento, a base de acrílico transparente foi retirada do frasco. O polimento foi efectuado com cuidado para garantir que os bordos oclusais quadrados eram mantidos (Figura. 11)([72] ).

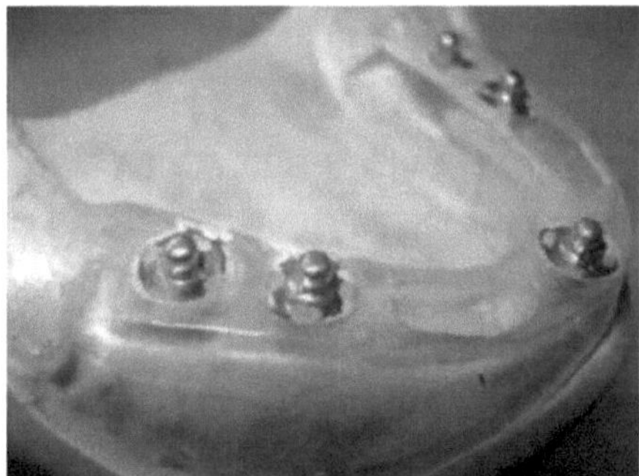

Figura 11 : Base em acrílico transparente processado com botões cravejados

**Construção da secção mandibular superior**

Utilizando o segundo articulador com o modelo Número 2, a prótese superior de cera foi colocada no modelo superior e a base de acrílico transparente foi colocada no modelo inferior (Figura 12).

Para permitir que a secção superior da dentadura mandibular fosse processada separadamente, foi encerada num duplicado da base de acrílico transparente. Este duplicado foi formado fazendo uma impressão da sua superfície oclusal num tabuleiro de stock e despejando-o numa pedra de morrer (Figura 13).

De modo a articular este duplicado de pedra na posição correspondente à base de acrílico transparente, foi efectuada uma mordedura de cera no articulador, entre a prótese de cera superior e a base de acrílico transparente (Figura 14).

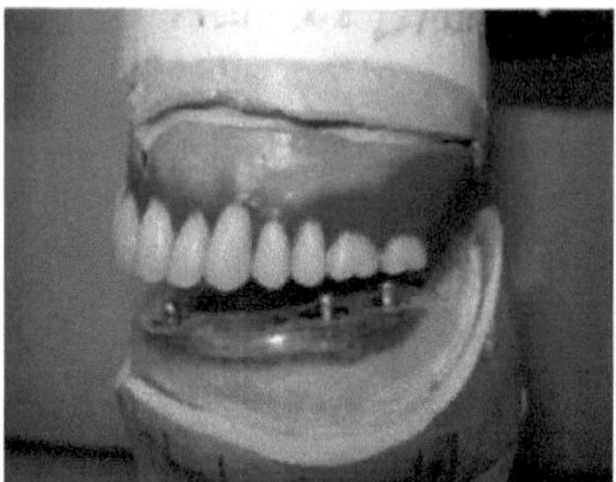

Figura 12: Prótese superior de cera contra base de acrílico transparente

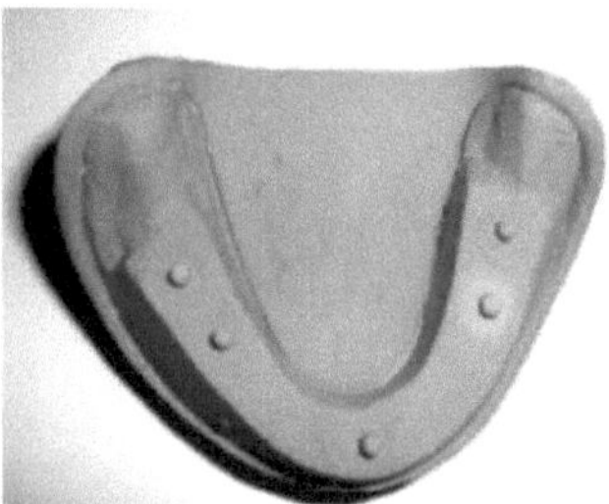

Figura 13 Duplicado de base acrílica transparente formada em pedra de morrer

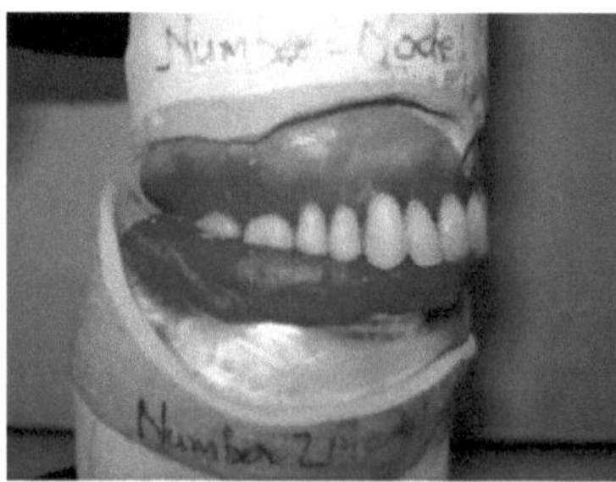

Figura 14 Mordedura de abóbora de cera feita em cera de modelação

A base de acrílico transparente foi então removida e o duplicado de pedra colocado na sua posição.

Esta foi depois rebocada no seu lugar (Figura 15).

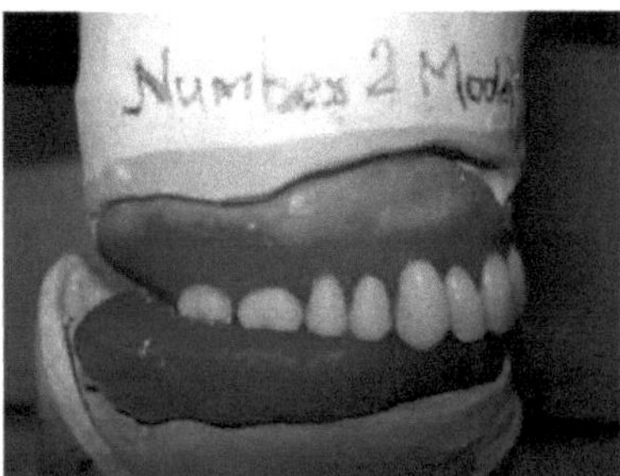

Figura 15 : Duplicado da pedra de troquel colocado em posição

Os dentes foram dispostos e encerados na sua posição normal (Figura 16).

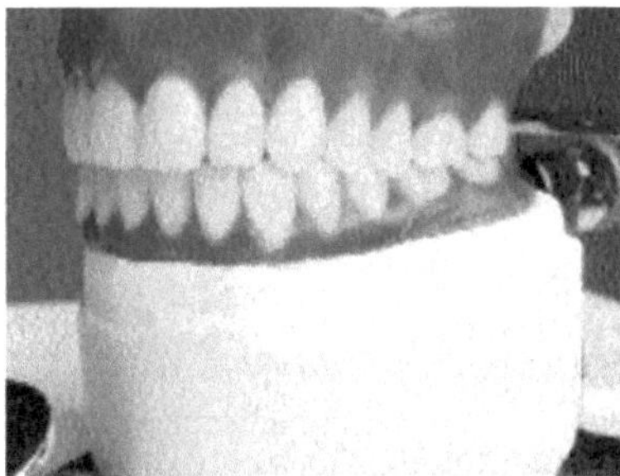

Figura 16 Arranjo dos dentes e enceramento efectuados,

As próteses foram então esvaziadas e processadas em acrílico cor-de-rosa. Após a desinflamação, o segmento superior da dentadura mandibular foi fixado ao segmento inferior para polimento (Figura 17). Neste ponto, as duas secções devem encaixar no lugar. O polimento foi efectuado com os segmentos juntos, para garantir um acabamento nivelado e suave, sem danificar os bordos. O resultado foi uma prótese inferior completa com uma base de acrílico transparente e uma secção superior removível de acrílico rosa (Figura 18)([72] ).

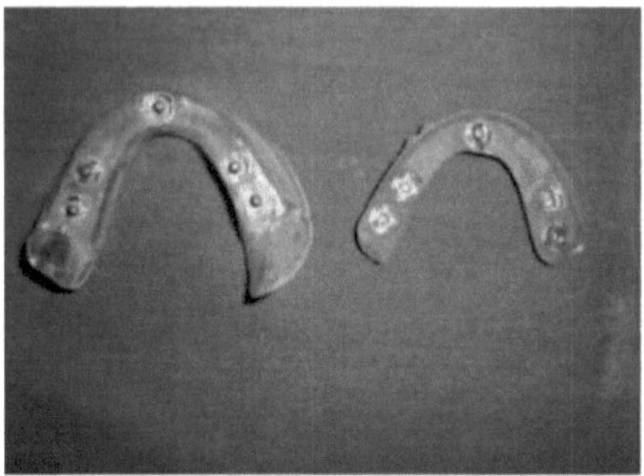

Figura 17 Parte inferior (acrílico transparente) e parte superior (acrílico cor-de-rosa)

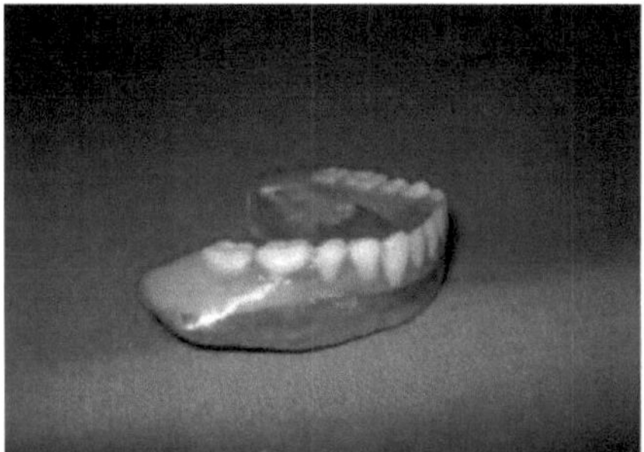

Figura 18 Dentadura inferior definitiva

**Problema de prótese e colocação de reservatório:-**

A prótese, ainda sem reservatórios, foi agora entregue ao doente e usada durante algum tempo para permitir que o doente se adaptasse e concluísse quaisquer pequenos ajustes. Uma vez conseguido este objetivo, os reservatórios foram cortados na base acrílica transparente da prótese. Como foi utilizado um acrílico transparente para a secção da base, a extensão dos reservatórios podia ser claramente visualizada (Fig. 19). Os reservatórios foram feitos com a maior dimensão possível, mantendo uma espessura suficiente das paredes da prótese para resistência. Foi mantida uma espessura mínima de 2 mm para as paredes do reservatório. Assim que os reservatórios foram colocados, foi utilizada uma broca rosa de 0,5 mm de diâmetro para perfurar um orifício de drenagem a partir do aspeto inferior do rebordo lingual da prótese para os reservatórios. A drenagem foi testada enchendo os reservatórios com água, colocando a prótese sobre uma toalha de papel e verificando se a ação capilar drenava lentamente as câmaras (Fig.20)([72] ).

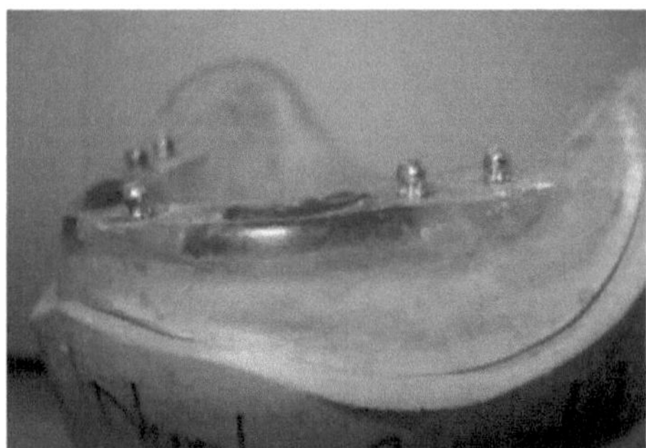

Figura 19 Líquido colorido cheio para mostrar o reservatório

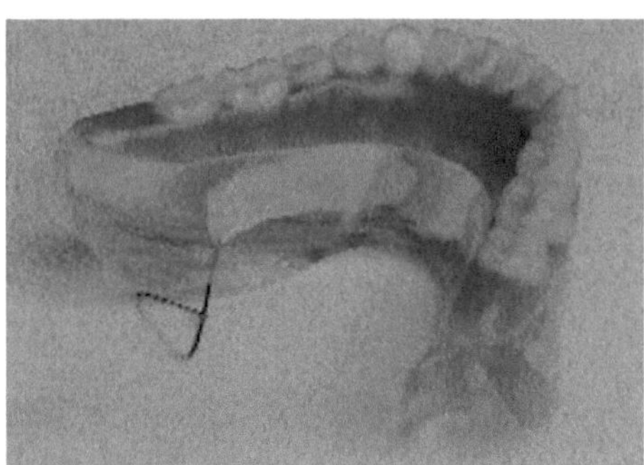

Figura 20 Drenagem do líquido do reservatório

**Distúrbios da tiroide**

As perturbações da tiroide podem conduzir a um funcionamento excessivo (hipertiroidismo) ou a um funcionamento insuficiente (hipotiroidismo) das glândulas tiroide. Os doentes com perturbações da tiroide mal controladas podem sofrer complicações ([9]). Os doentes com hipertiroidismo estão predispostos a

(a) Interação adversa com epinefrina

(b) Arritmias cardíacas com risco de vida

(c) CHF

(d) Crise tireotóxica (tempestade da tiroide, precipitada por infeção ou procedimentos cirúrgicos)

Complicações que podem ocorrer em doentes com hipotiroidismo :

(a) Resposta exagerada a depressores do SNC (sedativos e analgésicos narcóticos)

(b) Coma mixedematoso (precipitado por depressores do SNC, infeção ou procedimentos cirúrgicos)

Em doentes tirotóxicos bem geridos com doença da tiroide, pode ser utilizada uma concentração normal de vasoconstritores, mas a utilização de epinefrina é evitada em doentes tirotóxicos não tratados ou mal geridos .[(9)]

(1) Gestão de implantes dentários em distúrbios da tiroide

(i) os doentes com distúrbios da tiroide mais comuns observados em implantologia dentária são os que têm uma doença da tiroide conhecida e tratada, ou seja, sem qualquer sintoma, são considerados de baixo risco e a cirurgia de implante pode ser efectuada com segurança.

(ii) Os doentes com perturbações da tiroide que não apresentam sintomas são considerados de risco moderado. Estes doentes são geridos com o protocolo normal juntamente com o protocolo de redução do stress. A utilização de epinefrina deve ser limitada em procedimentos de implantes moderados a avançados.

(iii) Os doentes com sintomas são considerados de alto risco. Nestes doentes, apenas devem ser realizados procedimentos de exame e todos os outros tratamentos devem ser evitados até ao controlo da doença após confirmação médica ou laboratorial adequada.

**Distúrbio da glândula adrenal**

(i) As perturbações das glândulas supra-renais podem resultar quer numa subprodução (hipoadrenalismo) quer numa sobreprodução (hiperadrenalismo) de produtos supra-renais. Ambas as perturbações podem causar problemas devido ao stress e durante o tratamento dentário ([9]).

(ii) Os doentes com elevado risco de supressão adrenal são aqueles que receberam uma dose de 20 mg ou mais de cortisona ou equivalente durante 2 semanas ou mais nos dois anos anteriores ao tratamento dentário

(iii) Os doentes com risco moderado de supressão suprarrenal são os que receberam anteriormente uma terapêutica com esteróides durante mais de sete dias no espaço de um ano após o tratamento dentário

(iv) Os doentes com baixo risco de supressão suprarrenal estão em dose alternada de terapêutica com esteróides, que terminou um ano ou mais antes do procedimento de implante .[12]

(1) Considerações protéticas em casos de distúrbios da glândula adrenal.

(i) Em doentes de alto risco, para cirurgia de implante, a dose de esteróides deve ser duplicada no dia anterior à cirurgia e a dose de manutenção deve voltar ao normal no dia seguinte à cirurgia

(ii) Nos doentes de risco moderado, para a cirurgia de implante, a dose é duplicada no dia da cirurgia. Após a cirurgia, em cada dia, a dose é reduzida para 50% durante um período de três dias. A anestesia geral pode ser utilizada para reduzir a ansiedade do doente apreensivo.

(iii) Nos doentes de baixo risco, os procedimentos dentários são marcados no mesmo dia em que o doente toma os esteróides. No segundo dia, a dose é reduzida para 50%. *Depois, no terceiro dia, retoma-se a programação em dias alternados. Além disso, são utilizados sedativos e antibióticos .[12]

**Doenças hematológicas.**

As doenças hematológicas de interesse para os protésicos incluem [12]

(i) Perturbações dos glóbulos vermelhos - policitemia, anemia

(ii) Perturbações dos glóbulos brancos - leucocitose, leucopenia

(iii) Perturbações das plaquetas - trombocitopenia.

Considerações gerais sobre a prostodontia em distúrbios hematológicos. Não existe qualquer risco durante a realização de tratamentos protéticos removíveis; no entanto, o trauma nos tecidos deve ser minimizado nos ajustes pós-inserção. O manuseamento delicado dos tecidos orais em todos os passos é benéfico para reduzir as hipóteses de equimose.

**Policitemia**

Em caso de policitemia, os implantes dentários estão contra-indicados ([12]).

**Considerações sobre implantes dentários em caso de anemia**

No caso de doentes anémicos de longa duração, a maturação e o desenvolvimento ósseo são frequentemente prejudicados. Verifica-se uma redução de 25%-40% do padrão trabecular. Assim, o carácter inicial do osso necessário para suportar o implante é significativamente afetado e o tempo necessário para a formação de uma interface adequada é mais longo. Em doentes anémicos, a hemorragia anormal causa dificuldades na colocação de implantes subperiosteais. O risco de infeção pós-operatória aumenta devido ao aumento do edema, o que pode afetar a manutenção a longo prazo dos implantes ou do dente pilar. Na maioria dos doentes com anemia, os procedimentos de colocação de implantes podem ser efectuados com segurança, mas a linha de base mínima recomendada é de 10 mg/dl, especialmente para a cirurgia de implantes. No entanto, recomenda-se uma cobertura antibiótica antes e depois da cirurgia .[(12)]

**Considerações sobre implantes dentários em caso de leucopenia e leucocitose**

As complicações mais comuns que podem comprometer o sucesso do implante são a infeção e o atraso na cicatrização. Estas podem aumentar ainda mais o risco de infeção secundária ([12] ).

**Implante dentário na trombocitopenia**

O implante dentário em caso de trombocitopenia está contraindicado se a contagem de plaquetas for <50.000U/L([73] ).

**Doença oncológica.** Mais de 90% dos casos de cancro oral são carcinomas de células escamosas, que são mais frequentemente tratados clinicamente através de cirurgia e radioterapia .[(9)]

**Considerações protéticas no cancro**

(I) Antes de iniciar a terapia contra o cancro, recomenda-se a avaliação da cavidade oral em todos os casos:

(i) As regiões edêntulas devem ser examinadas

(ii) Podem ser efectuadas impressões para obturadores cirúrgicos

(iii) Manutenção da saúde oral durante a terapia do cancro

(II) Se a radioterapia (RT) da cabeça e do pescoço estiver programada, recomenda-se que( ,[7445] ).

(i) Para quaisquer procedimentos cirúrgicos orais, deve ser previsto um período de cicatrização adequado antes da indução da radioterapia

(ii) Podem ser colocadas restaurações provisórias, enquanto os tratamentos cosméticos e protéticos podem ser adiados quando o tempo é limitado

(iii) As complicações da RT incluem mucosite, alteração do paladar, xerostomia, trismo, infecções oportunistas, cáries de radiação e osteoradionecrose

(III) Durante o tratamento do cancro, podem ser efectuadas outras intervenções cirúrgicas (extração, obturador protésico maxilar, colocação de implantes primários e procedimentos pré-protésicos)

(IV) A gestão pós-tratamento do cancro inclui o seguinte :

(i) Evitar usar dentaduras durante os primeiros seis meses após a conclusão da radioterapia

(ii) Os pacientes são instruídos a regressar ao dentista se surgirem quaisquer pontos doridos

(iii) As próteses mal ajustadas devem ser substituídas por próteses novas

(iv) Em caso de xerostomia crónica grave, aconselha-se a aplicação de petrolato na superfície da mucosa da prótese para aderência

(v) 12-18 meses após a radioterapia, os implantes podem ser colocados, mas é necessário conhecer os campos de irradiação dos tecidos, o grau de cicatrização e a vascularização da região. Por exemplo, os implantes colocados na parte posterior da mandíbula apresentam um risco mais elevado do que os colocados na maxila ou na parte anterior da mandíbula.

Foi comunicada uma taxa de sobrevivência de cinco anos de 90% para implantes orais em pacientes que foram submetidos a cirurgia e radioterapia para cancro oral .[77]

**Osteoradionecrose**

A osteorradionecrose da mandíbula resulta da incapacidade de cicatrização após uma dose elevada de irradiação. Esta condição deve-se à hipocelularidade, hipovascularidade e hipoxia dos tecidos ósseos induzidas pela radiação. A necrose dos tecidos moles apresenta-se frequentemente antes do envolvimento ósseo aquando do diagnóstico. O risco de osteoradionecrose é maior na mandíbula do que na maxila. Os protocolos para reduzir o risco de osteoradionecrose são os seguintes ([74,75,76]):

(i) Preferir o tratamento endodôntico à extração

(ii) Utilização de AL sem ou com baixa concentração de epinefrina

(iii) Técnica cirúrgica atraumática

(iv) Antibióticos profilácticos e antibióticos durante a semana de cura

(v) Oxigenoterapia hiperbárica antes de procedimentos invasivos .

Se a necrose óssea já tiver ocorrido, deve ser efectuado um primeiro tratamento conservador:

(i) A irrigação com solução salina ou antibiótica é efectuada no osso exposto

(ii) O sequestro ósseo é removido

(iii) Antibióticos de largo espetro (ampicilina, amoxicilina/ácido clavulânico), doxiciclina) são prescritos, se houver inchaço e supuração

(iv) Se a resposta ao tratamento conservador falhar, é efectuada uma ressecção cirúrgica do osso.

**Distúrbios ósseos**

**Osteoporose**

A osteoporose é definida pela baixa massa óssea, pelo aumento da deterioração microestrutural e pela fragilidade óssea .[(12)]

(1) Gestão protética da osteoporose ([78]).

(i) A preservação da estrutura dos tecidos subjacentes deve ser alcançada com o desenho correto da prótese completa

(ii) Recomenda-se a técnica de moldagem mucostática ou de boca aberta

(iii) Aconselha-se a utilização de dentes acrílicos não anatómicos ou semianatómicos com uma largura bucolingual estreita

(iv) Aconselha-se o repouso prolongado dos tecidos das próteses durante, pelo menos, 10 horas por dia (v) Pode ser considerada a utilização óptima de revestimentos macios

(vi) É frequentemente necessário voltar a colocar próteses dentárias com frequência

(2) Gestão de implantes dentários na osteoporose ([12]).

(i) No que diz respeito ao volume e à densidade óssea, a osteoporose é um fator significativo; no entanto, não contradiz a colocação do implante. O desenho do implante deve ser tal que proporcione um maior contacto e densidade óssea (grande largura, comprimento longo, revestimento de hidroxiapatite, etc.).

(ii) Além disso, os doentes são aconselhados a ter uma ingestão dietética adequada de cálcio e um estilo de vida saudável

**Osteíte deformante (doença de Paget)**

A osteíte deformante (doença de Paget) é uma doença metabólica comum caracterizada por uma reabsorção e deposição óssea lenta, progressiva e descontrolada. A maxila e a mandíbula são afectadas em 20% dos casos. A maxila é duas vezes mais afetada do que a mandíbula ([12]).

(1) Manifestações orais da Osteíte Deformante .[80,81]

(i) Inchaço ósseo simétrico bilateralmente

(ii) Dor de cabeça, cegueira, surdez

(iii) Dificuldade em usar dentaduras antigas

(iv) Formação de espaço entre os dentes (diastema), mobilidade dentária, má oclusão

(v) Fracturas patológicas

(vi) Leontiasis ossea - quando o osso facial é afetado

(2) Tratamento protético da osteíte deformante.

(i) A área de suporte, como as tuberosidades maxilares, pode ter um alargamento contínuo, pelo que pode ser necessário ajustar as próteses com frequência

(ii) Os implantes orais estão contra-indicados nas regiões afectadas ([12]).

**Displasia fibrosa**

Nesta condição, a substituição dos tecidos ósseos normais ocorre por tecido conjuntivo fibroso de forma desorganizada ([12]).

(1) Manifestações orais da displasia fibrosa.

(1) A maxila é duas vezes mais afetada do que a mandíbula

(ii) A displasia fibrosa monostótica manifesta-se como uma lesão indolor e progressiva

(iii) Os dentes tornam-se móveis devido à progressão da doença

(iv) O osso pode estar predisposto a fracturas

(v) Observa-se um atraso na cicatrização e uma maior incidência de infeção

(2) Considerações sobre implantes na displasia fibrosa.

(i) Numa zona de lesão ativa, é absolutamente contraindicado

(ii) Em zonas não lesionadas, está relativamente contraindicado.

**Anafilaxia**

A anafilaxia é uma reação de hipersensibilidade de tipo 1 grave, com risco de vida, generalizada ou sistémica, caracterizada por problemas de desenvolvimento rápido que ameaçam as vias respiratórias e/ou a respiração e/ou a circulação, normalmente associados a alterações da pele e das mucosas.

- Indique sempre as alergias conhecidas e a gravidade de quaisquer reacções de hipersensibilidade anteriores.
- Evitar possíveis alergénios e, quando tal não for possível, recorrer a uma

avaliação especializada.

- Pode ocorrer anafilaxia com risco de vida apesar de não haver história prévia de exposição ao alergénio.

Os agentes causais podem incluir:

- penicilinas - a causa mais comum, mas também outros antimicrobianos (cefalosporinas, sulfonamidas, tetraciclinas, vancomicina)
- látex
- relaxantes musculares
- anti-inflamatórios não esteróides (AINEs)
- opiáceos - meios de contraste radiográficos
- outros - vacinas, imunoglobulinas, vários alimentos e picadas de insectos.
- As reacções anafiláticas podem seguir-se à administração de um medicamento ou ao contacto com substâncias como o látex das luvas cirúrgicas. As reacções anafiláticas podem também estar associadas aos aditivos e excipientes dos medicamentos. Por conseguinte, é aconselhável verificar a formulação completa das preparações que possam conter gorduras ou óleos alergénicos (incluindo os de aplicação tópica).
- É essencial evitar estritamente o agente causal.

**Sintomas e sinais**

Os sintomas e sinais podem desenvolver-se em poucos minutos:

- A anafilaxia é a resposta alérgica mais grave e manifesta-se por taquicardia (frequência cardíaca >110 por minuto) e aumento da frequência respiratória, hipotensão aguda, broncoespasmo (estridor e pieira), erupção cutânea urticariforme e angioedema.

- A vasodilatação provoca uma hipovolémia relativa que conduz a uma pressão arterial baixa e a um colapso. Isto pode causar paragem cardíaca.
- Pode ocorrer edema acentuado das vias aéreas superiores (laringe) e broncoespasmo, causando estridor, pieira e/ou voz rouca. Paragem respiratória que conduz a paragem cardíaca.
- A ruborização é frequente, mas pode também ocorrer palidez, bem como urticária, eritema, rinite ou conjuntivite.
- Dores abdominais, vómitos, diarreia e uma sensação de desgraça iminente.
- A ausência de qualquer manifestação clínica consistente e uma vasta gama de apresentações possíveis podem causar dificuldades de diagnóstico.
- Eventual perda de consciência.

**Tratamento**

Em geral, quanto mais rápido for o início da reação, mais grave ela será. Um tratamento precoce e eficaz pode salvar a vida. Os doentes que tenham uma reação anafilática em qualquer contexto devem esperar, no mínimo, o seguinte

- Reconhecimento de que a pessoa está gravemente doente. Os tratamentos iniciais não devem ser atrasados devido à falta de um historial completo ou de um diagnóstico definitivo.
- Um pedido de ajuda antecipado.
- Avaliação inicial e tratamentos baseados numa abordagem ABCDE, ou seja,

(vias respiratórias, respiração, circulação, incapacidade (nível de consciência) e exposição (da pele).

- Tratar primeiro a maior ameaça à vida.
- Eliminar qualquer exposição óbvia a alergénios.
- O tratamento de primeira linha inclui o controlo das vias aéreas e da respiração e o restabelecimento da pressão arterial (deitar o doente, elevar os pés) e a administração de oxigénio (15 litros por minuto).
- A adrenalina deve ser administrada por via intramuscular (face ântero-lateral do terço médio da coxa) numa dose para adultos de 500 microgramas (0,5 ml de injeção de adrenalina 1:1000); está disponível uma preparação para auto-injetor com uma dose de 300 microgramas (0,3 ml de injeção de adrenalina 1:1000) para autoadministração imediata pelos doentes que se sabe terem reacções graves. Esta é uma alternativa aceitável se estiver imediatamente disponível. A dose é repetida, se necessário, em intervalos de 5 minutos, de acordo com a PA, pulso e função respiratória. A dose de adrenalina pediátrica baseia-se na idade ou no peso aproximado da criança.
- Todos os doentes tratados por uma reação anafiláctica devem ser enviados para o hospital de ambulância para uma avaliação mais aprofundada, independentemente de qualquer recuperação inicial. O tratamento posterior pode envolver a utilização de anti-histamínicos (10 mg i.m. de clorfenamina), esteróides (200 mg i.m. de hidrocortisona) e fluidos intravenosos, mas estes serão administrados pelo pessoal da ambulância, se necessário.
- Em caso de antecedentes de anafilaxia, o doente deve ser sempre portador de

um dispositivo de injeção i.m. por exemplo, EpiPen® (ALK-Abelló, Hungerford, Berkshire, Reino Unido), Jext (ALK-Abelló Ltd: 1 Manor Park, Manor Farm Road, Reading, Berkshire, RG2 0NA), Emerade (iMed Systems Ltd;5 Walker Close, London N11 1AQ, UK) ou Twinject® (Verus Pharmaceuticals, San Diego, California, USA) (ou, menos frequentemente, epinefrina aerossol, como MedihalerEpi) para autoadministração .[82]

## HISTÓRIA DE ATAQUE EPILÉPTICO -

Os ataques (convulsões) são normalmente observados em pessoas que se sabe sofrerem de epilepsia. Os ataques podem também afetar pessoas sem antecedentes de epilepsia, especialmente após hipoxia provocada por um desmaio ou perda de consciência por outras razões, ou em caso de hipoglicemia.

Vários factores podem precipitar uma convulsão numa pessoa que sofre de epilepsia, incluindo a falta de alimentação, a interrupção da terapêutica anticonvulsiva (os doentes com epilepsia devem continuar a sua dose normal de medicamentos anticonvulsivos antes de procurarem outro tratamento), a menstruação e alguns medicamentos (por exemplo, álcool, flumazenil, drogas recreativas ou antidepressivos tricíclicos).

**Sintomas e sinais de uma convulsão tónico-clónica (grande mal)**

- Pode haver um breve aviso ou "aura".
- Perda súbita de consciência.
- O doente fica rígido, cai, pode dar um grito e fica cianótico (fase tónica).
- Após alguns segundos, os membros sacodem repetidamente; a língua ou o lábio podem ser mordidos (fase clónica).
- Pode ocorrer espuma na boca e incontinência urinária.
- Uma convulsão dura normalmente alguns minutos; o doente pode ficar flácido, mas permanece inconsciente.
- Após um período variável, o doente recupera a consciência, mas pode permanecer confuso.

**Tratamento**

Durante uma convulsão, tentar assegurar que o doente não corre o risco de se ferir e suspender todos os procedimentos de tratamento dentário, não tentar colocar nada na boca ou entre os dentes (na convicção errada de que isso protegerá a língua). Não tentar inserir uma via aérea orofaríngea ou outro adjuvante das vias aéreas enquanto o doente estiver ativamente em posição.

- Pedir ajuda.
- Desobstruir as vias respiratórias
- Não tente forçar uma colher, um abaixador de língua ou outro objeto duro entre os dentes, pois pode causar mais danos do que aqueles que está a tentar evitar. Limpar a área de equipamentos, móveis ou outros objectos que possam causar ferimentos durante a convulsão. Não tente conter ou segurar a pessoa durante a convulsão.
- Virar a pessoa de lado para a "posição de traumatismo craniano" e proteger contra a aspiração (inalação) de muco ou vómito.
- Se a pessoa com convulsões deixar de respirar ou ficar cianótica, verifique as vias respiratórias e evite que a língua as obstrua.
- Numa convulsão sem complicações, não é necessário qualquer outro tratamento. A reanimação cardiopulmonar ou a respiração boca-a-boca não podem ser efectuadas durante uma crise e raramente são necessárias após as crises.
- Normalmente, a respiração recomeça espontaneamente após o fim da crise.

- Se o doente continuar sem reação, verificar se existem "sinais de vida" (respiração e circulação) e iniciar a RCP na ausência de sinais de vida ou de respiração normal (ignorar os "estertores" ocasionais). Verificar a presença de um ritmo cardíaco muito lento (<40 por minuto), que pode fazer baixar a tensão arterial.
- O ajuste pode ser um sinal de apresentação de hipoglicemia e deve ser considerado em todos os doentes, especialmente nos diabéticos conhecidos e nas crianças. É essencial uma medição precoce da glucose no sangue em todos os doentes que estejam a fazer ajustes activos (incluindo epilépticos conhecidos). Verificar o nível de glucose no sangue para excluir a hipoglicemia. Se o nível de glucose no sangue for inferior a 3,0 mmol por litro ou se houver suspeita clínica de hipoglicemia, administrar glucose oral/bucal (por exemplo, Glucogel; Dextrogel; GSF-syrup ou Rapilose gel) ou glucagon (ver acima e Hipoglicemia abaixo).
- Devem ser administrados medicamentos se as convulsões forem prolongadas (movimentos convulsivos com duração igual ou superior a 5 minutos - estado epilético) ou se se repetirem rapidamente. Nesta situação, deve ser chamada uma ambulância com urgência. Se um doente continuar a ter convulsões depois de a ambulância ter sido chamada, justifica-se a administração de emergência de midazolam bucal para ajudar a terminar a convulsão, numa dose única de 10 mg para adultos. Para as crianças, a dose depende da idade: (criança 1-5 anos 5 mg, criança 510 anos 7,5 mg, acima de 10 anos 10 mg). O Buccolam está disponível sob a forma de uma solução de 5 mg/mL para utilização em crianças

até aos 17 anos de idade. A sua utilização em adultos é "não autorizada", mas a dose recomendada é a mesma que para as crianças mais velhas, ou seja, 10 mg (2 ml). Esta utilização "não autorizada" justifica-se numa situação de emergência. Em caso de convulsões prolongadas ou recorrentes, o pessoal da ambulância administrará frequentemente diazepam i.v., que é geralmente rapidamente eficaz na paragem de qualquer convulsão. O midazolam é um medicamento controlado (DC) da lista 3. Isto significa que:

- as receitas ou requisições de midazolam devem respeitar a totalidade da regulamentação da CD;
- os registos da utilização do midazolam não precisam de ser mantidos num registo CD;
- as facturas de midazolam devem ser conservadas durante 2 anos;
- midazolam (tal como outros medicamentos da lista 3) devem ser desnaturados antes de serem colocados em contentores de resíduos.
- O midazolam está isento dos requisitos de custódia segura e não requer legalmente o armazenamento num armário de CD.

Tanto no contexto "autorizado" como no "não autorizado", o midazolam não precisa de ter sido prescrito ao doente quando utilizado numa emergência. No entanto, deve ser administrado por (ou sob a supervisão de) um profissional de saúde.

Pode nem sempre ser necessário transferir para o hospital, exceto se a convulsão for atípica, prolongada (ou repetida) ou se tiver ocorrido uma lesão. As diretrizes do National Institute for Health and Clinical Excellence (NICE) sugerem que as indicações para enviar um doente com convulsões para o hospital são

- Status epilepticus.
- Risco elevado de recorrência.
- Primeiro episódio.
- Dificuldade em monitorizar o estado do indivíduo.

Após a convulsão, o doente pode ficar confuso ("confusão pós-ictal") e pode precisar de ser tranquilizado e de ser solidário. O doente não deve ser mandado para casa até estar completamente recuperado e deve ser acompanhado por um adulto responsável .[82]

## GRAVIDEZ-

A gravidez é um período único na vida de uma mulher. Uma boa saúde oral durante a gravidez é importante para a saúde geral da futura mãe e da criança. A avaliação da saúde oral deve fazer parte dos cuidados pré-natais completos para todas as mulheres e todos os médicos de clínica geral e obstetras devem considerar como rotina o encaminhamento de uma mulher recém-grávida para o dentista. Por conseguinte, é importante manter uma boa saúde oral durante a gravidez, uma vez que esta tem o potencial de reduzir a transmissão de bactérias patogénicas da mãe para o filho ([83]).

| | |
|---|---|
| • CARDIOVASCULAR SYSTEM | • Uterine compression of the inferior vena cava, leading to venous stasis and deep venous thrombosis.<br>• Decreased oncotic pressure leading to lower extremity edema.<br>• Increased red blood cell volume, heart rate.<br>• Flattened T waves on electrocardiogram<br>• Extra heart sounds (S3, systolic murmur)<br>• Increased cardiac output, increased plasma volume |
| • RESPIRATORY SYSTEM | • Increased airway mucosa fragility leading to an increased risk of edema<br>• Decreased Pa02 in supine position<br>• Increased risk of epistasis with placement of nasal airway, nasogastric tube<br>• Progesterone-induced hyperventilation.<br>• Decreased functional residual capacity |
| • HEMATOLOGIC SYSTEM | • Increased risk of thromboembolic disease (Leukocytosis )<br>• Increased plasma volume creates-a physiologic anemia |

| • GASTROINTESTINAL SYSTEM | Decreased lower esophageal sphincter tone leading to and increased incidence of gastroesophageal reflux disease<br>• Decreased gastric motility<br>• Increased intragastic pressure |
|---|---|
| • RENAL SYSTEM | • Increased glomerular filtration rate<br>• Increased urinary stasis leading to urinary tract infections<br>• Progesterone-induced dilation of renal tree |
| • IMMUNE SYSTEM | • Suppression of the maternal immune system, secondary to decreased neutrophil chemotaxis, cellmediated immunity, and natural killer cell activity |

Quadro 4 SÍNTESE DAS ALTERAÇÕES FISIOLÓGICAS DURANTE A GRAVIDEZ

## ALTERAÇÕES ORAIS NA GRAVIDEZ

As alterações na boca devem-se à alteração dos níveis de estrogénio e progesterona. Esta variação nas hormonas sexuais femininas provoca um aumento da permeabilidade da vasculatura oral e uma diminuição da imunidade do hospedeiro, tornando a mulher grávida mais propensa a infecções orais ([85]). Os problemas orais mais comuns observados na gravidez são

| • PREGNANCY GINGIVITIS : This increased risk is mainly due to the CARIES, increase III caryogemc micro-orgamsms produced by the | • Gingivitis is inflammation of gingival which is commonly seen in pregnant women as a response to plaque which is present due to |
|---|---|

| | |
|---|---|
| nutritional changes | increase in circulating progesterone levels.<br>• This condition is ephemeral and recedes after delivery .<br>• Good oral hygiene can help in the prevention of gingivitis during pregnancy. |
| • PYOGENIC GRANULOMA / PREGNANCY TUMOUR | • Seen in about 1-5% of pregnant women. D Increase angiogenesis coupled with gingival irritation by local factors such as plaque is believed to be the cause.<br>• The lesion presents as an erythematous with smooth surface and lobulated painless swelling seen commonly on the labial aspect of inter dental papilla. Other parts of . the oral cavity like tongue, palate, buccal mucosa can also be involved.<br>• This lesion is benign and seen to occur at the end of first trimester.<br>• No treatment is required unless some complications like bleeding from tumour or difficulty in mastication occurs. In such cases, tumour can be |

| | |
|---|---|
| | surgically removed.<br>• Oral prophylaxis coupled with good patient education and oral hygiene minimizes the frequency and severity of the lesion. |
| • EROSION | • Vomiting is a very common symptom seen in pregnant women.<br>• Excessive vomiting causes erosion of the EROSION enamel of teeth due to continuous contact of teeth with gastric acid .<br>• To prevent erosion, pregnant women should be advised to use fluoride mouth wash and advised not to brush immediately after vomiting.<br>• Drugs like antiemetic and antacids can be prescribed to reduce vomiting. |
| • CARIES | • This increased risk is mainly due to the increase caryogemc nncroorgamsms produced by the nutritional changes. |

## DIRECTRIZES PARA O TRATAMENTO NA GRAVIDEZ :

### Momento ideal para o tratamento dentário:

Embora a gravidez não seja uma contraindicação para tratamentos dentários, o clínico deve consultar o médico da paciente para esclarecer questões individuais de tratamento, especialmente quando surgem emergências dentárias durante o primeiro trimestre. A menos que seja necessário um tratamento de emergência, é aconselhável adiar o tratamento eletivo no primeiro trimestre devido à potencial vulnerabilidade do feto. O segundo trimestre é a altura mais segura para efetuar cuidados dentários de rotina. Neste período, o planeamento do tratamento deve incluir a eliminação de potenciais problemas que possam surgir mais tarde na gravidez ou durante o período pós-parto imediato. A parte inicial do terceiro trimestre continua a ser uma altura relativamente boa para prestar cuidados dentários de rotina. No entanto, não é aconselhável qualquer tratamento dentário eletivo no final do terceiro trimestre. Os procedimentos reconstrutivos extensos, como coroas e próteses parciais, não devem, de preferência, ser efectuados em qualquer altura da gravidez ([86,87]).

POSIÇÃO DA PACIENTE GRÁVIDA NA CADEIRA DE DENTISTA:

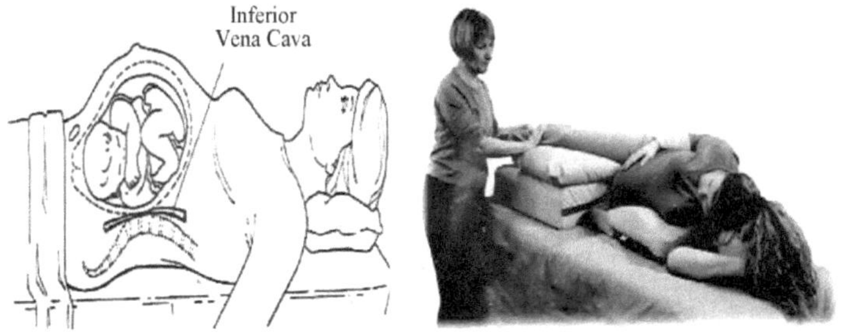

Retorno venoso prejudicado ao coração que resulta da compressão da veia cava inferior pelo útero gravídico.

Assim, quando se trabalha com uma doente grávida, a posição da doente é extremamente importante.

A posição ideal da paciente grávida na cadeira dentária é a posição de decúbito lateral esquerdo com a nádega direita e a anca elevadas 150

Deve ser colocada uma cunha macia preventiva de 15 cm (toalha enrolada) no lado direito do doente

**Medicamentos utilizados em medicina dentária -**

Na prescrição de medicamentos durante a gravidez, a principal preocupação é o risco de teratogénese, uma vez que os fármacos atravessam a placenta por simples difusão. Os medicamentos são administrados durante a gravidez apenas quando são essenciais para o bem-estar da grávida, e o medicamento de eleição deve ser sempre o menos tóxico. Na prática, os dentistas prescrevem principalmente antibióticos para controlar as infecções e analgésicos para aliviar a dor. Qualquer medicamento prescrito durante a gravidez deve ter o menor número possível de efeitos secundários e deve ter como objetivo melhorar a saúde da mãe ou do feto. Na gravidez humana, o período de 2 a 4 semanas após a última menstruação representa o período de pré-diferenciação do feto ([83]). Durante este período, o feto humano é relativamente resistente aos teratogénios. O período de risco teratogénico máximo é a organogénese, que ocorre desde o final do período de pré-diferenciação até ao final da 10ª semana após o último período menstrual. Para determinar os riscos associados à utilização de medicamentos durante a gravidez, a Food and Drug Administration (FDA) dos Estados Unidos classificou os medicamentos com base no nível de risco que representam para o feto. Assim, os medicamentos da categoria A e da categoria B são considerados seguros para utilização, enquanto os medicamentos da categoria C só podem ser utilizados se os benefícios ultrapassarem os riscos. Os medicamentos da categoria D são evitados em circunstâncias excepcionais, enquanto os medicamentos da categoria X são estritamente evitados em mulheres grávidas ([83] ).

## VIH/SIDA -

A infeção pelo vírus da imunodeficiência humana (VIH) e a síndrome da imunodeficiência adquirida (SIDA) são fenómenos que fazem parte da experiência mundial desde 1981 e são considerados uma pandemia global com casos registados em praticamente todos os países. Apesar de o VIH/SIDA ainda não ter cura conhecida, o tratamento com terapia antirretroviral altamente ativa (HAART) suprime a replicação do VIH, prolongando assim a vida e melhorando a qualidade de vida destes doentes. O programa conjunto das Nações Unidas sobre o VIH/SIDA (ONUSIDA), em 2008, indicou que o número estimado de adultos que vivem com o VIH é de 31 milhões em todo o mundo, dos quais 2,71 milhões vivem apenas no subcontinente indiano. Assim, não é surpreendente que muitas pessoas com VIH/SIDA procurem obter cuidados dentários de rotina. Entre os vários tratamentos dentários prestados, a reabilitação protética é parte integrante e, embora os prostodontistas sejam confrontados com um número crescente de pacientes infectados com VIH, continua a haver incerteza no que diz respeito ao protocolo de gestão adequado para os mesmos. A secção seguinte apresenta um breve resumo dos cuidados protéticos para as pessoas que vivem com VIH/SIDA e alguns pontos-chave para os protésicos melhorarem a prestação de cuidados de saúde oral nestes indivíduos .[(89)]

**Diretrizes para o tratamento protético de indivíduos com VIH/SIDA**

1. Criar um ambiente seguro e empático.
2. Manter a confidencialidade das informações dos pacientes.

3. Tomar as precauções habituais.
4. Proporcionar um tratamento imparcial.
5. Aconselhar visitas regulares ao dentista.
6. Identificar e tratar as manifestações orais do VIH/SIDA.

**Medidas em particular para a prostodontia:**

1. Avaliação do estado periodontal da dentição existente durante a construção de próteses removíveis e fixas.
2. Avaliação e tratamento da xerostomia.
3. Aumento da manutenção das próteses dentárias para prevenção da candidíase.
4. Avaliação das perturbações da articulação temporomandibular.
5. Precauções durante as cirurgias pré-protésicas e de implantes.

**Criar um ambiente seguro e empático**

A criação de um ambiente empático para o tratamento de pacientes com VIH/SIDA no consultório dentário é um desafio importante enfrentado pelos clínicos. Toda a equipa da clínica, incluindo os médicos, o pessoal da receção, os assistentes, os higienistas dentários e os enfermeiros, deve contribuir de forma suficiente para criar um ambiente agradável para o tratamento destes doentes. Devem ser realizadas reuniões periódicas e os receios e preocupações do pessoal devem ser adequadamente abordados, devem ser fornecidos factos sobre o risco de transmissão, informados sobre as precauções a tomar antes e durante o tratamento e fornecidos conhecimentos sobre a gestão e a profilaxia pós-exposição. Uma discussão pormenorizada sobre este assunto pode ser encontrada noutro local ([90]).

Fornecer tratamento imparcial e manter a confidencialidade das informações dos pacientes.

Ao prestar cuidados orais a doentes com infeção por VIH, há que ter em devida consideração a natureza infecciosa e o dilema ético devido ao estigma social da doença. Não é ético recusar o tratamento de doentes com base no seu estado de VIH. Além disso, os doentes seropositivos devem receber sempre o mesmo tratamento que os doentes seronegativos. No entanto, o tratamento pode ser feito de forma mais lenta e cuidadosa e pode envolver maiores medidas de proteção ([91]).

É mais adequado que os profissionais de saúde oral forneçam informações relevantes e obtenham o consentimento informado dos pacientes antes do exame e do tratamento. A confidencialidade é também uma consideração importante, uma vez que a maioria dos indivíduos não partilha o seu estado de VIH com a família ou amigos. Assim, qualquer informação fornecida ao profissional de medicina dentária deve ser mantida com a máxima confidencialidade e não deve ser discutida na presença de qualquer outra pessoa, incluindo o pessoal da clínica. É preferível conversar sobre o assunto num consultório fechado ou numa sala de exames e guardar as informações num local seguro. Em qualquer situação em que o dentista precise de partilhar a informação com consultores e outros profissionais de saúde, deve ser obtido um consentimento escrito dos pacientes. Além disso, é importante assegurar aos doentes que a informação recolhida será utilizada apenas para prestar melhores cuidados de saúde, sem violar a manutenção da confidencialidade ([89]).

**Precaução padrão**

Em todos os contextos de cuidados de saúde, a precaução padrão (PP) é o conceito fundamental para a prevenção da transmissão do VIH. A PS é definida como um conjunto de medidas de precaução que incluem boas práticas de higiene das mãos e a utilização de barreiras de proteção, como luvas descartáveis, máscara, proteção ocular ou proteção facial e bata durante os cuidados de rotina prestados aos doentes pelos profissionais de saúde. A SP engloba precauções no manuseamento de material cortante, sangue, todos os fluidos corporais, secreções e excreções e a prevenção da contaminação da pele não intacta e das mucosas. O equipamento de cuidados aos doentes sujo com sangue, fluidos corporais, secreções e excreções deve ser manuseado de forma a evitar a exposição da pele e das mucosas. Deve ser seguida a utilização de artigos descartáveis e, quando for utilizado equipamento reutilizável, este deve ser corretamente limpo e reprocessado. A exposição acidental a agentes hematopoiéticos é uma ocorrência comum, mas é menos perigosa se houver uma adesão rigorosa às práticas normais de controlo de infecções.

Para além da SP, é importante compreender a gestão pós-exposição dos profissionais de saúde. Os ferimentos com seringas ocorridos quando se trabalha com um caso conhecido de infeção devem ser comunicados o mais rapidamente possível aos centros de VIH. A prestação de profilaxia pós-exposição, incluindo a terapia antirretroviral, deve seguir-se a uma avaliação exaustiva dos riscos e a um aconselhamento adaptado às necessidades dos feridos ([92]).

Na prótese dentária, a desinfeção das moldeiras, taças, espátulas, moldes, mordeduras de cera, aros oclusais, modelos de gesso e próteses é um aspeto crucial das precauções universais para o controlo de infecções. Em primeiro lugar, os materiais devem ser cuidadosamente enxaguados com água corrente para remover contaminantes grosseiros como saliva, sangue e restos de comida e microrganismos superficiais da superfície. Para remover os microrganismos do corpo da prótese, pode seguir-se a técnica de desinfeção por pulverização ou imersão. Os produtos químicos normalmente utilizados são a clorexidina, o glutaraldeído ou o iodóforo. A luz ultravioleta também pode ser utilizada para este efeito. Os artigos estáveis ao calor, como arcos faciais, alicates e moldeiras metálicas, devem ser esterilizados pelo calor em vez de desinfectados. As impressões devem ser desinfectadas da mesma forma antes de serem enviadas para o laboratório. Também podem ser utilizados materiais de moldagem alternativos, como materiais de moldagem autoclaváveis. As próteses ou outros aparelhos em acrílico que tenham sido usados pelos doentes e que necessitem de reparação devem ser manuseados com luvas, uma vez que a natureza porosa do acrílico torna esses materiais difíceis de desinfetar adequadamente. A porcelana não vidrada não deve ser exposta a qualquer desinfetante, uma vez que a cozedura/vidragem da porcelana é suficiente. Qualquer dispositivo que tenha sido imerso num desinfetante deve ser cuidadosamente enxaguado antes de ser entregue aos doentes ([93-96]).

Independentemente do estado imunocompetente ou comprometido de um indivíduo, é sempre defendido que se deve ter extremo cuidado durante os procedimentos de prótese parcial fixa, como a preparação dos dentes e a retração gengival. No entanto, quando se trata de doentes com VIH/SIDA, é ainda mais importante, uma vez que qualquer trauma nos tecidos pode levar a infecções e complicações. Assim, pode ser sensato ter margens supragengivais, utilizar métodos simples de retração gengival e evitar hemorragias durante os procedimentos ([89]).

**Visitas regulares ao dentista**

É sabido que os exames dentários regulares são fundamentais para a deteção precoce e a gestão de problemas orais em qualquer indivíduo. Nos indivíduos infectados pelo VIH, as visitas regulares ao dentista são ainda mais necessárias devido às possíveis complicações decorrentes das manifestações orais e dos seus complexos requisitos de gestão. Hastreiter e Jiang([97]) determinaram se a visita regular a um dentista afectava os serviços de saúde oral prestados a indivíduos infectados pelo VIH quando as barreiras financeiras eram eliminadas como impedimento ao acesso e concluíram que os pacientes regulares recebiam mais cuidados de diagnóstico e preventivos e menos tratamentos de restauração, endodônticos, periodontais, protéticos removíveis e cirúrgicos orais do que os visitantes pouco frequentes. ChoromaAska e Waszkiel[(98)] avaliaram o estado e as necessidades protéticas de indivíduos seropositivos. A comparação de 49 indivíduos infectados pelo VIH e 49 pacientes de controlo não infectados revelou grandes perdas em todos os grupos anatómicos de dentes e o índice de estrutura de tratamento no grupo de indivíduos infectados pelo VIH atingiu um valor de 71,27%. Isto deveu-se possivelmente ao facto de a extração de dentes ter sido o tratamento preferido em vez de reconstruções conservadoras, apesar da idade jovem dos indivíduos examinados, o que levou a danos no órgão de mastigação. Os investigadores concluíram que a utilização apenas de ajuda dentária de emergência por pessoas infectadas pelo VIH e a falta de abordagem de tratamento conservador resulta numa perda significativa de dentição, particularmente em indivíduos infectados durante um período de tempo mais longo, e esta perda de dentes resulta numa maior necessidade de tratamento protético.

**Identificação e gestão das manifestações orais no VIH/SIDA**

Os investigadores referiram que a prevalência de lesões orais em pessoas infectadas pelo VIH varia entre 40 e 70%(99) . Inclui infecções bacterianas, virais e fúngicas, neoplasias, problemas neurológicos e manifestações de causa desconhecida, como estomatite aftosa recorrente, ulceração necrosante progressiva, epidermólise tóxica, atraso na cicatrização de feridas, trombocitopenia idiopática e xerostomia. A compreensão das caraterísticas clínicas pode ajudar os prostodontistas a identificá-las o mais cedo possível e a procurar o encaminhamento adequado para especialistas em medicina oral para tratamento posterior. No entanto, uma vez que a periodontite, a xerostomia e a candidíase oral que ocorrem em doentes com VIH/SIDA influenciam drasticamente o tratamento protético, estas foram tratadas em pormenor nas secções seguintes (89 ).

**Avaliação do estado periodontal da dentição existente**

É bem sabido que a prevalência da gengivite e da doença periodontal entre os indivíduos infectados pelo VIH é elevada, o que por vezes se complica com estomatite necrosante. Embora estes doentes sejam tratados com a terapia HAART, o nível e a extensão das doenças periodontais entre eles continua a ser superior ao dos indivíduos negativos para a infeção por VIH ([100,101]). Vários factores têm sido implicados no aumento da ocorrência de perda de inserção periodontal na infeção por VIH, como a infeção por cândida, o aumento de citocinas e a resposta defeituosa dos linfócitos([102]). Assim, a gestão protética dos doentes com VIH é complexa, uma vez que o periodonto dos dentes remanescentes está comprometido. A abordagem interdisciplinar é muito importante para uma avaliação cuidadosa, prognóstico, tratamento regular, manutenção adequada e acompanhamento. Os periodontistas tratam geralmente a doença com destartarização e planeamento radicular, medidas rigorosas de higiene oral e antimicrobianos adjuvantes de largo espetro, como a tetraciclina (500 mg quatro vezes por dia) e o metronidazol (400 mg três vezes por dia), bochechos com gluconato de clorexidina (0,12%) e medicamentos antifúngicos, quando necessário. O metronidazol deve ser utilizado com precaução em doentes a tomar lopinavir e ritonavir. A maioria dos investigadores indica que as próteses parciais removíveis estão associadas a um aumento da gengivite, da periodontite e da mobilidade dos pilares. Apesar deste facto, se forem seguidos os princípios básicos dos desenhos das RPD (conectores principais rígidos, desenho simples, adaptação adequada da base), a saúde periodontal da restante dentição pode ser mantida ([103]). No entanto, uma vez que a maior parte da investigação é feita principalmente em pacientes imunocompetentes e não há muita literatura sobre indivíduos infectados pelo VIH, é melhor evitar a utilização de RPDs nestes pacientes que já são propensos a doenças periodontais. A utilização de próteses parciais fixas com desenho de alto risco é benéfica e a adesão a um controlo rigoroso da placa bacteriana por parte dos médicos e dos doentes antes e depois do tratamento é indispensável nestes doentes ([104]). A terapia com implantes também é bem sucedida nestes indivíduos periodontalmente comprometidos, desde que a infeção oral seja eficazmente eliminada antes da instalação e se dê ênfase à manutenção regular após os procedimentos. No entanto, a terapia com implantes deve ser reconsiderada se a infeção oral não puder ser controlada de forma satisfatória([105]).

**Avaliação e tratamento da xerostomia**

A ocorrência de xerostomia em indivíduos com VIH é comummente relatada em doentes com VIH/SIDA devido ao efeito da infeção viral nas glândulas salivares ou como efeito secundário dos medicamentos anti-retrovirais e de outros medicamentos utilizados. Causa uma morbilidade significativa, uma vez que está implicada em cáries dentárias rápidas e generalizadas, ulceração da mucosa oral e infecções fúngicas. Também provoca dificuldades na fala, mastigação, deglutição e desconforto e dor durante a utilização de próteses parciais ou completas. A irritação e as ulcerações da mucosa já comprometida são frequentemente encontradas como consequência do movimento crónico das dentaduras ([106]). Este problema é ainda mais complicado em indivíduos idosos com VIH, uma vez que tanto a infeção como as alterações da idade contribuem significativamente para a redução do fluxo salivar e para os impedimentos daí resultantes. Além disso, as próteses completas nestes doentes são um desafio porque a retenção e a estabilidade são difíceis de alcançar. A gestão protética bem sucedida destes doentes requer o controlo da xerostomia, métodos cuidadosamente planeados de prevenção de complicações e modificações das próteses parciais/completas. A alteração dos fármacos causadores de xerostomia ou da sua dosagem, os substitutos da saliva ("saliva artificial"), a estimulação salivar com a mastigação de pastilhas elásticas sem açúcar e os estimulantes salivares sistémicos (bromexina, anetol trithione, pilocarpina HCl, cevimeline HCl e bethanechol) são os métodos mais utilizados para contrariar a diminuição do fluxo salivar ([107]). Este aspeto do planeamento do tratamento requer a opinião do médico e a perícia dos profissionais de medicina oral. A retenção das dentaduras pode ser melhorada pulverizando toda a superfície inferior das dentaduras com substituto de saliva, mergulhando a dentadura em água ou pode ser modificada com um reservatório para transportar os substitutos de saliva para prolongar a sua ação([108,109,110]). Contudo, estas próteses modificadas não são muito eficazes e são frequentemente demasiado volumosas, interferem com a fala e são difíceis de limpar. A boa estabilidade das dentaduras pode ser conseguida com uma placa de base bem construída e dentes artificiais cuidadosamente dispostos. Quando os doentes são parcialmente desdentados, as próteses parciais fundidas são preferidas devido à sua molhabilidade superior e à possibilidade de um desenho cuidadoso antes do processamento. Estas próteses devem ser totalmente suportadas por dentes com uma cobertura mínima de tecido. É melhor evitar os grampos que se aproximam da gengiva, uma vez que tendem a irritar e ulcerar a mucosa bucal e a gengiva. A utilização de uma combinação de próteses fixas e removíveis para reabilitar pacientes parcialmente edêntulos é vantajosa para pacientes xerostómicos, uma vez que permite que o desenho da prótese parcial removível seja simplificado e a cobertura de tecido minimizada ([111]). No entanto, a literatura sobre a gestão protética de pacientes com VIH/SIDA com xerostomia é escassa e, por isso, são necessários mais estudos neste campo para uma melhor compreensão e cuidados([89]).

**Aumento da manutenção de próteses dentárias para prevenir a candidíase oral**

A candidíase oral é uma das lesões fortemente relacionadas com o VIH e está associada a contagens reduzidas de linfócitos CD4? e a uma carga viral elevada. As próteses parciais removíveis podem ainda atuar como reservatório de espécies de cândida, o que pode não só impedir o tratamento dentário, mas também predispor a estomatite relacionada com a prótese e o controlo inadequado das lesões orais, levando a infecções disseminadas. Assim, o tratamento da mucosa oral, bem como das próteses, com antifúngicos para controlar a propagação da infeção fúngica e melhorar a manutenção das próteses em indivíduos com VIH é de importância crítica(112,113). O tratamento das próteses é feito com Nistatina em pó (50 milhões de U) polvilhada na área de contacto com os tecidos da prótese ou Clotrimazol em creme aplicado na superfície inferior das próteses quatro a cinco vezes por dia. No entanto, estes medicamentos interagem com medicamentos anti-retrovirais como a zidovudina, a nevirapina e o ritonavir, o que deve ser ponderado antes da prescrição. As lesões graves são tratadas com antifúngicos sistémicos como o fluconazol (200 mg no dia 1, 100 mg por dia durante os 7-14 dias seguintes), o itraconazol (100-

200 mg/10 ml uma vez por dia durante 1-2 semanas) e o cetoconazol (200-400 mg/dia em dose única durante 7-14 dias). Estão também a ser experimentados novos antifúngicos (por exemplo, equinocandinas, triazóis de segunda geração) e produtos naturais[(89)] . Uma investigação in vivo que comparou a população de candidíase oral entre resina acrílica curada pelo calor e liga de níquel-crómio-berílio em dentaduras completas maxilares em doentes infectados com VIH demonstrou contagens de colónias significativamente mais elevadas sob as bases de resina acrílica, embora não estivessem presentes manifestações clínicas evidentes. Este estudo estabeleceu que as próteses completas com base metálica constituem uma alternativa importante para os seropositivos desdentados, particularmente entre os que são propensos a uma maior incidência de infecções fúngicas. Para além disso, é melhor evitar a utilização de adesivos de prótese e de reembasadores, uma vez que estes podem albergar elementos fúngicos em maior escala e contribuir para infecções por cândida ([114]).

**Possibilidade de DTM**

A literatura revela que a terapia antirretroviral, particularmente os inibidores de protease, está associada à artralgia da articulação temporomandibular. Florence et al([115] ) foram os primeiros a relatar um caso de disfunção temporomandibular associada ao uso de indinavir. Neste caso, os estomatologistas atribuíram a DTM a um problema com as próteses e aconselharam a troca das mesmas. No entanto, o problema não se resolveu até que fossem prescritas medicações alternativas, sugerindo a associação dos inibidores de protease com as DTMs. Assim, é imperativo que os protésicos que lidam com indivíduos infectados pelo VIH estejam conscientes desta possibilidade.

**Precauções durante intervenções cirúrgicas**

Muitos doentes com infeção por VIH podem necessitar de cirurgias pré-protéticas para a remoção bem sucedida de próteses parciais ou completas. Estes procedimentos podem ser realizados com segurança em indivíduos seropositivos, uma vez que a maioria dos estudos não indica qualquer diferença nas complicações pós-operatórias, tais como atraso na cicatrização, infeção ou hemorragia prolongada, quando comparados com indivíduos saudáveis. Além disso, os estudos sugerem que as variações na carga viral, na contagem de células CD4 ou nos regimes de medicação antirretroviral não têm impacto na cicatrização cirúrgica([116,117] ). Campo et al([118] ) estudaram o risco de complicações orais após procedimentos dentários invasivos e não invasivos em indivíduos com VIH e concluíram que a presença de lesões orais, o hábito de fumar ou o estádio clínico B do VIH podem ser factores preditivos de complicações orais em doentes com VIH.

**Terapia de implantes em indivíduos com VIH -**

**Terapia de implantes bem sucedida em indivíduos com VIH/SIDA**

A maioria dos protésicos, quando confrontados com casos clinicamente comprometidos, ficam apreensivos quanto ao sucesso da terapia com implantes. A terapia com implantes não está contra-indicada no VIH/SIDA e pode ser realizada com êxito mediante uma avaliação e um planeamento de tratamento cuidadosos e minuciosos. Achong et al([119] ) relataram 3 casos de terapia com implantes em pacientes infectados pelo VIH, dois dos quais estavam a fazer terapia HAART, indicando que a cirurgia de implantes pode não acarretar um risco acrescido para os pacientes infectados pelo VIH, particularmente quando a carga viral é baixa. Além disso, foi sugerido que os níveis de contagem de células CD4 na altura da colocação do implante parecem não ter qualquer efeito no sucesso dos implantes. Assim, se os pacientes forem imunologicamente estáveis com cargas virais baixas, não há necessidade de modificar a terapia com implantes em pacientes com infeção por VIH. Deve ser dada uma atenção especial para excluir a peri-implantite e as lesões orais associadas ao VIH, através de um acompanhamento regular. Por conseguinte, é principalmente necessário um elevado nível de cumprimento por parte dos pacientes.

**Avaliação do local do implante**

A osteopenia e a osteoporose são efeitos secundários comuns relacionados com a terapêutica HAART. No entanto, este facto não tem impacto negativo na terapia com implantes, tal como sugerido por Oliveria et al ([120] ). Os investigadores realizaram um estudo de acompanhamento de 6 meses para avaliar os resultados clínicos e radiográficos da colocação de implantes orais endósseos em indivíduos seropositivos sob inibidores da protease (IP) e HAART não baseados em IP. Não houve evidência de infeção, perda óssea ou mobilidade do implante e a taxa de sucesso do implante foi de 100% em ambos os grupos. Os doentes devem tentar deixar de fumar, uma vez que o tabaco é um fator de risco importante para a osteoporose ([121] ) e para o insucesso dos implantes ([122,123] ).

**Xerostomia e sucesso da terapia com implantes**

Como já foi referido, a xerostomia é uma queixa comum entre os indivíduos infectados pelo VIH e pode complicar o protocolo de tratamento. No entanto, foram efectuados poucos estudos sobre o sucesso da terapia com implantes nestes casos e estes dados limitados revelam que estes pacientes podem ser tratados com sucesso com implantes osseointegrados. Beikler e Flemming (2[14]) recomendaram diretrizes básicas a seguir antes da colocação de implantes, como o diagnóstico e tratamento da causa da xerostomia, a eliminação de infecções bacterianas e fúngicas e o acompanhamento a intervalos mais curtos. No entanto, não existem estudos de avaliação sobre o sucesso dos implantes em doentes com HIV com xerostomia, pelo que este é um campo que requer investigação.

**Hepatite**

A hepatite viral é quase sempre causada por um dos vírus específicos da hepatite. Todos estes vírus dão origem a doenças semelhantes nas suas caraterísticas clínicas e patológicas e são frequentemente anictéricas ou assintomáticas ([125]).

O termo "hepatite viral" é geralmente aplicado à fase aguda da doença, que se caracteriza por febre, mal-estar e iterícia, mas raramente causa a morte. As manifestações crónicas da doença são classificadas como hepatite crónica ou necrose hepática maciça. Nas formas ligeiras da doença, o doente apresenta sintomas semelhantes aos da gripe, com náuseas e vómitos, e um fumador pode desenvolver aversão aos cigarros. O doente pode apresentar artrite ou erupção cutânea nas articulações distais ([126]). Pensava-se que a hepatite infecciosa (hepatite

A) era adquirida por via oral, com um curto período de incubação de cerca de 50 dias e tendendo a ocorrer principalmente em crianças e adultos jovens, esporadicamente e em epidemias. O curso da doença é de 6 a 8 semanas e a doença normalmente resolve-se sem sequelas ([127] ). Pensava-se que a hepatite sérica (hepatite B) era de transmissão parentérica, com um período de incubação de 50-100 dias. Ocorre esporadicamente em qualquer faixa etária, mas os indivíduos mais velhos são mais afectados([125] ). O VHC foi identificado como o agente causador de 95% dos casos de hepatite não-A não-B em 1989. Os mecanismos exactos pelos quais o VHC causa danos no fígado não são completamente compreendidos. No entanto, parece que a resposta imunológica do próprio indivíduo ao VHC contribui significativamente para este processo. O período de incubação é variável, indo de 3 a 20 semanas, com uma média de 7 semanas.

A maioria dos indivíduos infectados apresenta um nível transitório de alanina aminotransferase (ALT) elevado em mais de dez vezes antes do aparecimento dos sintomas([128] ). A hepatite crónica causada pelo VHB e pelo VHC constitui um importante problema de saúde, estimando-se que a prevalência mundial da hepatite B seja de 2-8% e a da hepatite C de cerca de 3%([129] ). O vírus da hepatite D (VHD) é um vírus com defeito de ARN que não tem existência independente. Requer o VHB para a sua replicação e tem as mesmas fontes e modos de propagação que o VHB. Pode infetar simultaneamente com o VHB ou pode superinfectar aqueles que já são portadores crónicos do VHB ([125] ). Assim, a prevenção da infeção pelo VHD é semelhante à prevenção do VHB e depende fortemente da vacinação contra o

VHB ([130]). O vírus da hepatite E (VHE) é um vírus ARN que é excretado nas fezes e se propaga por via fecal-oral.

A doença clínica assemelha-se à infeção aguda pelo vírus da hepatite A (VHA) e a recuperação é a regra. A infeção crónica não ocorre([125]).O vírus da hepatite G (VHG) é um vírus RNA que raramente ocorre como uma infeção solitária e geralmente aparece como uma co-infeção com a hepatite A, B ou C. Sabe-se que o VHG é transmitido através do sangue e tem sido frequentemente associado a transfusões .[(130)]

**Caraterísticas do vírus da hepatite B (VHB) e do vírus da hepatite C (VHC)**

| | HBV | HCV |
|---|---|---|
| Family and types | heapadnavirus | Flavivirus |
| Incubation | 45-180days; x 75days | 14-180 days; x 50 days |
| Main route of transmission | parenteral, sexual contact, oral fluid | parenteral, sexual contact, oral fluid ?? |
| Diagnosis | · HbsAg (infectious)<br>·AntiHBs (recovery)<br>· AntiHB cor total( IgM+IgG)<br>· AntiHBc(acute, persistently infected or previously infected non-protective)<br>· HBeAg(infectious)<br>· AntiHBeAg (clearing/ cleared infection)<br>· HBV DNA(infectivity) | · AntiHCV (previous infection)<br>· HCV RNA (infectivity) |
| Chronic carrier state | · 90% risk of becoming chronic carrier with different stage of chronic liver disease if infected as neonate;<br>· 25-50% risk of becoming carrier if infected as infant;<br>· 5-10% risk of becoming carrier if infected as adult | · Risk of becoming carrier is 70-80%. |
| Complication of the liver | · Increase risk of liver cirrhosis and hapatocellular carcinoma (HCC) after 25-30years of infection | · 10fold increase risk of liver cirrhosis<br>· 1-5% of carriers develop HCC by 20 years-the risk of HCC with chronic HCV exceeds risk with chronic HBV.<br>Дори и носител само на onti cor total |
| Immunization<br>Passive | · Hepatitis B immune globulin | · Not available |
| Active | · Recombivax, Engerix and Twinrix | · Not available |
| Associated clinical syndromes | Epstein-Barr virus | Cryoglobulinemia, malignant lymphoma, Sjogren's syndrome and oral lichen planus. |

**Hepatite B e C na cavidade oral**

A infeção pelo VHB é o risco profissional infecioso mais importante na profissão de dentista.

Vários relatórios sugerem :

- uma incidência significativamente mais elevada de VHB entre o pessoal dentário
- uma taxa mais elevada de HBV, especialmente cirurgiões orais, periodontistas

e endodontistas.

Os vectores de infeção pelo VHB na prática dentária são: sangue, saliva e secreções nasofaríngeas (Mori et al. 1984). Na via intra-oral, a maior concentração

de infeção por hepatite B é o sulco gengival (Itharatana et al. 1988). Também a doença periodontal, a gravidade da hemorragia e a má higiene oral foram associadas ao risco de HBV.

No Egito, os doentes com doença periodontal apresentaram uma taxa de detetabilidade mais elevada de HBsAg, anti HBc, anti HCV ou ambos, anti HCV e/ou anti HBc, na saliva total não estimulada do que os controlos (Farghaly et al. 1998).

Não foi documentado nenhum caso incontestável de transmissão do VHC pela saliva.

No entanto, é possível a existência de outras vias de transmissão.

- O ARN do VHC foi detectado na saliva e nas glândulas salivares de doentes com sialadenite (Arrieta et al.2001; Toussirot et al. 2002).
- A maioria dos doentes com VHC (77%) apresentava níveis de ARN do VHC mais elevados no sulco gengival do que na saliva (Suzuki et al.2005). Leao et al. (2006) encontraram ARN do VHC em escovas de dentes de doentes com hepatite C. Este facto pode ser um risco teórico de infeção através da partilha destes objectos pelos membros do seu agregado familiar.

**Gestão dentária**

A maioria dos dentistas não estava disposta a tratar pessoas infectadas com o vírus.

Consideração médica - doentes com hepatite viral:

- todos os doentes com antecedentes de hepatite devem ser tratados, uma vez que são potencialmente infecciosos
- a American Dental Association recomenda vivamente que todos os profissionais de saúde dentária sejam vacinados contra a hepatite B
- não deve ser prestado qualquer tratamento dentário a um doente com hepatite viral aguda, exceto cuidados urgentes (trabalho absolutamente necessário)
- os aerossóis devem ser minimizados e os fármacos metabolizados no fígado devem ser evitados tanto quanto possível em doentes com cirrose hepática o tempo de protrombina aumenta, as plaquetas diminuem - se for necessária uma cirurgia, deve ser obtida uma avaliação pré-operatória([132] ).

## A HEPATITE E OS PROFISSIONAIS DE MEDICINA DENTÁRIA

Num consultório dentário, as infecções podem ser transmitidas por várias vias, incluindo o contacto direto com sangue, fluidos orais ou outras secreções; o contacto indireto com instrumentos contaminados, equipamento operatório ou ambiente envolvente; ou o contacto com contaminantes transportados pelo ar presentes em gotículas ou aerossóis de fluidos orais e respiratórios. O VHB é o principal agente causador de infeção hepática aguda e crónica, cirrose e carcinoma hepatocelular primário em todo o mundo. Existem mais de 300 milhões de portadores do vírus a nível mundial, e cerca de 90% destes vivem em países em desenvolvimento. Entre os portadores globais, 75% são do continente asiático, onde entre 8% e 15% da população é portadora do vírus. Está documentado que a infeção pelo VHB é o risco profissional infecioso mais importante na profissão de dentista .[133]

Vários relatórios sugerem o seguinte:

- Uma incidência significativamente mais elevada de infeção pelo VHB entre o pessoal dentário
- Uma taxa mais elevada de infeção pelo VHB, especialmente entre cirurgiões orais, periodontistas e endodontistas.

Os vectores de infeção pelo VHB na prática periodontal são o sangue, a saliva e as secreções nasofaríngeas. Intraoralmente, a maior concentração de infeção por hepatite B encontra-se no sulco gengival. Além disso, diz-se que a doença periodontal, a gravidade da hemorragia e a má higiene oral estão associadas ao risco de HBV. É muito frequente encontrar sangue nos aerossóis produzidos pelos equipamentos dentários, tais como um raspador ultrassónico ou outros equipamentos de alta velocidade. A destartarização por ultra-sons está obviamente associada a um aumento dos níveis de contaminação do ar, confirmando os resultados relatados por vários outros estudos que mostram que este procedimento é o principal executor de contaminantes aéreos em medicina dentária([134] ).

Investigações anteriores demonstraram que o enxaguamento com um elixir bucal antissético produziu uma redução de 94,1% nos contaminantes transportados pelo ar, em comparação com os controlos sem enxaguamento. Por conseguinte, os evacuadores de sucção de grande volume e os enxaguamentos orais pré-procedimento evitariam a contaminação do ar ([135] ). Os doentes com doença periodontal apresentaram uma taxa de detetabilidade mais elevada do antigénio de superfície do VHB (HBsAg), do anti-HBc, do anti-VHC ou do anti-VHC e do anti-HBc na saliva total não estimulada do que os controlos. Não foi documentado nenhum caso incontestável de transmissão salivar do VHC. No entanto, é possível a existência de outras vias de transmissão. O ARN do VHC foi detectado na saliva e nas glândulas salivares de doentes com sialadenite. A maioria dos doentes com VHC (77%) apresentava níveis de ARN do VHC mais elevados no sulco gengival do que na saliva, e foi encontrado ARN do VHC nas escovas de dentes de doentes com hepatite C. A partilha destes objectos pelos membros do agregado familiar pode constituir um risco teórico de infeção ([136] ).

# PREVENÇÃO E TRATAMENTO DA HEPATITE NA CLÍNICA DENTÁRIA

Para diminuir a incidência de hepatite nos profissionais de saúde dentária, recomenda-se que os profissionais de saúde dentária sejam imunizados contra o vírus da hepatite e utilizem equipamentos de proteção individual, tais como luvas, toucas, máscaras, tec (137,138).

Apesar da disponibilidade e das recomendações sobre a vacinação contra a hepatite B, a taxa de vacinação entre os profissionais de medicina dentária tem-se mantido consistentemente baixa nos países em desenvolvimento. Um estudo relatou que apenas 20% dos cirurgiões-dentistas tinham recebido três doses da vacina contra a hepatite B na cidade de Benin, na Nigéria. Noutro estudo entre dentistas brasileiros, 73,8% dos dentistas tinham recebido três doses da vacina contra a hepatite B. Verificou-se que 5-10% dos indivíduos normais não produzem o anticorpo de superfície anti-hepatite B (anti-HBs) após receberem uma dose padrão da vacina contra o VHB. Assim, recomenda-se um teste pós-vacinação, 1-3 meses após a terceira dose de vacina, para os profissionais de saúde que têm contacto com sangue ([139]).

Cada estabelecimento de cuidados de saúde dentária deve desenvolver um programa escrito abrangente para prevenir e gerir as exposições profissionais. Este programa deve centrar-se nos seguintes aspectos:

- O prestador de cuidados de saúde dentária deve receber três doses de vacina contra a hepatite B

- Descrever o tipo de exposições sanguíneas que podem colocar o pessoal dos serviços de saúde dentária (PSD) em risco de infeção.
- Descrever os procedimentos de notificação e avaliação imediata dessas

exposições

- Identificar o profissional de saúde qualificado para prestar aconselhamento e efetuar todas as avaliações e procedimentos médicos de acordo com as recomendações mais actuais do Serviço de Saúde Pública dos EUA (CDC)

Devem estar disponíveis recursos que permitam o acesso rápido dos DHCP expostos a cuidados clínicos, testes, aconselhamento e profilaxia pós-exposição (PEP), bem como o teste e o aconselhamento dos doentes-fonte ([140]).

**As exposições que podem colocar um dentista em risco de infeção por hepatite incluem**

- Lesões percutâneas (picada de agulha ou corte com um objeto cortante)
- Contacto com sangue, tecidos ou outros fluidos corporais potencialmente

infecciosos

- Membranas mucosas dos olhos, nariz ou boca ou pele não intacta (pele exposta que esteja gretada, desgastada ou afetada por dermatite)([130]).

As lesões percutâneas representam um maior risco de transmissão. A maioria das exposições em medicina dentária são evitáveis e os métodos para reduzir o risco de contactos sanguíneos incluíram a utilização de precauções padrão e controlos de engenharia e modificações da prática de trabalho. Estas abordagens podem ter contribuído para a diminuição das lesões percutâneas entre os dentistas nos últimos anos. No entanto, continuam a ocorrer picadas de agulhas e outros contactos com sangue, o que é preocupante porque as lesões percutâneas representam o maior risco de transmissão ([130]).

Quando um paciente entra numa clínica dentária, o seu historial médico deve ser registado. Todos os pacientes com um historial de hepatite devem ser tratados, uma vez que são potencialmente infecciosos. O facto de um indivíduo se tornar ou não portador crónico de hepatite B depende de factores geográficos, socioeconómicos, imunológicos e genéticos.

Verifica-se uma elevada taxa de portadores em doentes com as seguintes doenças

- Lepra lepromatosa
- Linfoma
- Doentes em diálise renal crónica
- Síndrome de Down
- Doentes a receber medicamentos imunossupressores
- Toxicodependentes com antecedentes de hepatite.

**As diretrizes para o tratamento de doentes com hepatite são as seguintes**

- Não deve ser prestado qualquer tratamento dentário, exceto cuidados urgentes, a um doente com hepatite viral aguda ([141]).
- A hepatite B é a principal preocupação para o dentista. Os indivíduos continuam a ser portadores do vírus até 3 meses após o desaparecimento dos sintomas,

pelo que qualquer doente com uma história recente de hepatite B deve ser tratado apenas para problemas de emergência dentária ([127]).

- No caso de um doente com antecedentes de hepatite, consultar o médico para determinar o tipo de hepatite, a evolução e a duração da doença, o modo de transmissão e qualquer doença hepática crónica ou estado de portador viral ([130]).
- Para o VHA ou VHE recuperados, efetuar cuidados periodontais de rotina
- Se os testes de HBsAg e anti-HBs forem negativos, mas houver suspeita de HBV, pedir outra determinação de HBs
- Os doentes com HBsAg positivo são provavelmente infecciosos (portadores crónicos); o grau de infecciosidade é medido por uma determinação do HBsAg
- Os doentes com anti-HBs positivo podem ser tratados por rotina
- Os doentes com HBsAg negativo podem ser tratados por rotina ([130]).

**Se um doente com hepatite ativa, com HBsAg positivo (portador de HBV) ou com HCV positivo necessitar de tratamento de emergência, tome as seguintes precauções**

- Consultar o médico do paciente sobre o estado
- Se houver probabilidade de hemorragia durante ou após o tratamento, medir o tempo de protrombina (TP) e o tempo de hemorragia. A hepatite pode alterar a coagulação; alterar o tratamento em conformidade
- Todo o pessoal em contacto clínico com o doente deve utilizar uma técnica de

barreira completa, incluindo máscaras, luvas, óculos ou protectores oculares e batas descartáveis

- Utilizar o maior número possível de coberturas descartáveis, cobrindo os puxadores das luzes, os puxadores das gavetas e os suportes. Devem também ser utilizadas coberturas para os apoios de cabeça
- Todos os artigos descartáveis (por exemplo, gaze, fio dental, ejectores de saliva, máscaras, batas, luvas) devem ser colocados num cesto de lixo forrado. Após o tratamento, estes artigos e todas as coberturas descartáveis devem ser ensacados, etiquetados e eliminados, seguindo as diretrizes adequadas para resíduos com risco biológico
- Devem ser sempre seguidas técnicas asssépticas. Minimizar a produção de aerossóis, não utilizando instrumentos ultra-sónicos, seringas de ar ou peças de mão de alta velocidade. Não esquecer que a saliva contém um destilado do vírus. Recomenda-se vivamente a lavagem prévia com gluconato de clorexidina durante 30 segundos
- Quando o procedimento estiver concluído, todo o equipamento deve ser esfregado e esterilizado. Se um artigo não puder ser esterilizado ou eliminado, não deve ser utilizado
- Todas as superfícies de trabalho e as superfícies ambientais devem ser limpas com glutaraldeído ativado a 2% (Cidex) .[127]

**Os controlos das práticas de trabalho são um complemento importante para prevenir a exposição ao sangue. São os seguintes:**

- Utilizando uma técnica de recolha com uma só mão, um dispositivo mecânico concebido para segurar a tampa da agulha para facilitar a recolha com uma só mão, ou um dispositivo de proteção contra ferimentos provocados por objectos cortantes (por exemplo, agulhas com mecanismos de reencapagem) para recolher as agulhas entre utilizações e antes da eliminação
- Não dobrar ou partir as agulhas antes da eliminação
- Evitar passar uma seringa com uma agulha não embainhada
- Remover as brocas antes de desmontar a peça de mão da unidade dentária
- Utilizar instrumentos em vez dos dedos para agarrar agulhas, retrair tecidos e carregar/descarregar agulhas e bisturis
- Colocação de seringas e agulhas descartáveis usadas, lâminas de bisturi e outros objectos cortantes em recipientes adequados resistentes à perfuração, localizados o mais próximo possível do local onde foram utilizados
- Dar avisos verbais ao passar objectos cortantes.

## PROFILAXIA PÓS-EXPOSIÇÃO

A PEP é a orientação dada pela Organização Mundial de Saúde para a prevenção da infeção em caso de risco de contacto com materiais potencialmente perigosos. Para evitar o risco de uma possível infeção, a Organização Mundial de Saúde introduziu diretrizes para a prevenção de uma possível infeção causada por vírus hepatotrópicos e pelo VIH.

**O protocolo obrigatório PEP é implementado em seis passos, que são apresentados de seguida.**

Primeiro passo:

Tratamento do local de exposição. O local de exposição a fluidos potencialmente infecciosos deve ser lavado o mais rapidamente possível, utilizando apenas água e sabão, enquanto as membranas mucosas expostas devem ser lavadas apenas com água. Os olhos devem ser lavados com água e soro fisiológico (se tiver havido contacto com fluidos potencialmente infecciosos). Não utilizar produtos cáusticos e não lavar a ferida com anti-sépticos e desinfectantes ([130]).

Segundo passo:

Comunicação e documentação A exposição profissional deve ser comunicada imediatamente. Os pormenores relativos às circunstâncias em que ocorreu a exposição e em que foi administrada profilaxia ao trabalhador devem ser registados no processo clínico do trabalhador. A documentação deve incluir: Data e hora da exposição, pormenores do acidente (onde e como ocorreu a exposição, qual o local ou locais de exposição no corpo, se a exposição esteve associada a um material cortante - tipo e marca do material cortante), pormenores do acidente de exposição (tipo e quantidade de fluido ou material a que uma pessoa foi exposta), gravidade da lesão (ou outro tipo de exposição) e pormenores sobre a fonte de material infecioso([130] ).

Deve ser verificado o seguinte:

- A fonte de material potencialmente infecioso tem infeção por HBV, HCV ou VIH?
- Se um doente, a fonte de material, for seropositivo, deve ser determinado o estádio da doença ou o nível de partículas infecciosas no sangue
- É importante registar os antecedentes de terapêutica antirretroviral ou de resistência antirretroviral (se conhecida)
- É necessário registar os dados da pessoa exposta (vacinação contra o VHB, resposta à vacinação, outras condições médicas e medicamentos utilizados, existência de gravidez ou lactação).

Terceira etapa: Avaliação da exposição

O potencial de propagação da infeção pelo VHB, VHC ou VIH deve ser avaliado com base no tipo de material infecioso, no local de entrada do material no corpo da pessoa exposta e na gravidade da exposição. Uma exposição significativa pode constituir um risco de transmissão adicional de agentes patogénicos através do sangue e exige uma avaliação mais aprofundada dos fluidos corporais: sangue, esperma, secreções vaginais, líquido cefalorraquidiano, sinovial, pleural, peritoneal, pericárdico e amniótico. Os fluidos corporais que não apresentam o risco de transmissão de agentes infecciosos deste tipo, a menos que contenham claramente sangue, são a urina, a expetoração, a saliva, as fezes, o vómito, os excrementos nasais, as lágrimas e o suor.

Quarta etapa: Avaliação das fontes

Quando a fonte de material infecioso do paciente é conhecida, é necessário seguir estas instruções:

- Testar o doente para detetar anticorpos anti-HBsAg, HCV e VIH
- NÃO é recomendada a avaliação da "carga viral" (o nível de partículas infecciosas no sangue) para o controlo de rotina de um doente fonte
- Testar o doente com um teste rápido de VIH. Se o doente NÃO estiver infetado com nenhum destes vírus, após o teste primário da pessoa exposta, não é necessária uma monitorização adicional do controlo. Quando a origem do doente não é conhecida, é necessário avaliar a possibilidade e o nível de risco de exposição. Considerar a possibilidade de infeção por estes vírus em doentes que estavam ligados às circunstâncias da exposição (por exemplo, qual é a taxa de pessoas infectadas na comunidade? A clínica, onde ocorreu a exposição, trata um grande número de doentes infectados ou de alto risco?). não testar as agulhas desperdiçadas para estes agentes patogénicos porque a fiabilidade dos resultados obtidos não é conhecida.

Quinto passo: Profilaxia específica

Após cada exposição a fluidos potencialmente infecciosos, devem ser efectuados testes primários a todas as pessoas expostas ao HBV, HCV e VIH. Se a pessoa exposta tiver tido uma infeção anterior causada por qualquer um destes vírus e não tiver conhecimento da mesma, deve receber tratamento antivírico em vez de profilaxia.

Sexta etapa: Monitorização do controlo

Se algum membro do pessoal médico tiver sido exposto à hepatite, será necessário efetuar testes de controlo do VHB, incluindo aconselhamento obrigatório. Isto tem em conta o seguinte:

- Pesquisa de anticorpos anti-HBs 1-2 meses após a última dose de vacina [os anticorpos anti-HBs não podem ser testados 6-8 semanas após a administração de imunoglobulina anti-HBs (HBIG) devido à possibilidade de resultados falso-positivos]
- Aconselhar a pessoa exposta a não doar sangue, plasma, órgãos, tecidos, esperma e a abster-se de comportamentos de risco
- Oferecer aconselhamento psicológico, se necessário.

**Os testes de controlo e o aconselhamento após a exposição ao VHC incluem o seguinte**

- Repetir o teste para deteção de anticorpos anti-HCV e ALT não antes de 4-6 meses após a exposição
- Fazer o teste para o ARN do VHC durante 4-6 semanas para um diagnóstico precoce (cuidado devido à possibilidade de obter resultados falso-positivos)
- Durante o período de teste, a pessoa exposta não deve doar sangue, plasma,

órgãos, tecidos ou esperma A pessoa exposta deve abster-se de alterações na atividade sexual, gravidez, amamentação ou actividades profissionais

- Devem ser oferecidos serviços de aconselhamento.

# CONCLUSÃO

A história médica é um elemento fundamental na prótese dentária, com um impacto profundo no planeamento do tratamento, na seleção de materiais e nas estratégias processuais. Uma compreensão abrangente dos antecedentes médicos de um doente é essencial para adaptar os cuidados dentários às necessidades individuais, reduzindo simultaneamente os riscos. As condições de saúde sistémicas, como a diabetes, as doenças cardiovasculares, a osteoporose e as doenças auto-imunes, podem influenciar significativamente a escolha dos materiais protéticos, o momento dos procedimentos e a abordagem geral ao tratamento.

Por exemplo, a diabetes pode afetar a cicatrização de feridas, exigindo uma gestão cuidadosa durante e após os procedimentos protésicos para evitar infecções ou atrasos na cicatrização. As condições cardiovasculares podem necessitar de ajustes na utilização de anestésicos locais ou na gestão de anticoagulantes para evitar complicações durante a cirurgia. Os doentes com osteoporose podem necessitar de modificações na colocação de implantes e nas técnicas de enxerto ósseo para garantir um suporte ósseo adequado para as próteses.

Os medicamentos também desempenham um papel crucial. Certos medicamentos, como os bifosfonatos, utilizados no tratamento da osteoporose, podem aumentar o risco de osteonecrose do maxilar, exigindo abordagens alternativas ou uma maior monitorização. Outros medicamentos, como os anticoagulantes, exigem um planeamento cuidadoso em torno dos procedimentos cirúrgicos para evitar hemorragias excessivas. Além disso, os doentes com um historial de radioterapia na região da cabeça e do pescoço podem ter os tecidos moles e ósseos comprometidos, exigindo técnicas e materiais protéticos especializados para acomodar estas alterações.

As alergias e sensibilidades aos materiais utilizados nas próteses dentárias, como metais, acrílicos ou látex, devem ser consideradas para evitar reacções adversas. Uma história clínica detalhada também ajuda a identificar condições como a xerostomia (boca seca), que pode afetar a longevidade e a funcionalidade das próteses dentárias, aumentando o risco de cáries e de irritação da mucosa.

A incorporação do historial médico no planeamento do tratamento protético garante que os cuidados são seguros, eficazes e personalizados. Permite ao dentista antecipar potenciais complicações, escolher materiais apropriados e conceber estratégias que optimizem os resultados dos pacientes, aumentem a longevidade das próteses dentárias e, em última análise, contribuam para a satisfação e saúde geral do paciente.

## REFERÊNCIAS

1) **Greenwood M.** Essentials of medical history-taking in dental patients. Dent Update. 2015;42(4):308-10, 313-5.

2) Oral Medicine Diagnosis & Treatment, Burket's Tenth Edition, Capítulo 2, página 10

3) Colégio Americano de Protéticos. Parâmetros de Cuidados para a Especialidade de Dentisteria Protética. J Prosthodont. 2005 ;14(4 Suppl 1):1-103.

4) **LaRocca CD, Jahnigen DW.** História médica e avaliação de risco. Dent Clin North Am. 1997;41(4):669-79.

5) **Heard S, Kalra D, Griffiths S.** The history and purpose of the Medical record 2006. Disponível em: http:// www.gehr.org.

6) **Glick M, Greenberg MS, Ship JA.** Introdução à Medicina Oral e ao Diagnóstico Oral: Avaliação do paciente dentário. Burket's Oral Medicine. 11 ed. Canadá: BC Decker: Hamilton, Ontário; 2009. p. 1 -16.

7) **Capron AM.** Não aceitar um "sim" como resposta. J Clin Ethics. 2015 Summer;26(2) :104-7.

8) COMPLETE PROSTHODONTICS Problems, Diagnosis and Management; Alan A Grant, John R Heath , J Fraser McCord M Wolfe

9) Tratamento dentário do paciente clinicamente comprometido. Little and Falaces, Nona Edição, Capítulo 14, página 249

10) **Ghimire P, Suwal P, Basnet BB.** Gestão de pacientes protéticos medicamente comprometidos. Int J Dent. 2022 ;2022:7510578.

11) **Associação Americana de Diabetes.** Diagnóstico e classificação da diabetes mellitus. Diabetes Care 2011;34(1),S62- S69.

12) R. Resnik, Misch's Contemporary Implant Dentistry, Elsevier, St Louis, MI, EUA, 4.ª edição, 2020.

13) **C. Madjova.** Gestão de complicações e emergências em pacientes com diabetes mellitus em consultórios dentários, Recomendações para Dentistas.2017; 5:183-187.

14) R. D. Phoenix, D. R. Cagna, C. F. DeFreest, e K. L. Stewart, Stewart's Clinical Removable Partial Prosthodontics, Quintessence, Chicago, IL, EUA, 4ª edição, 2008.

15) G. Zarb, J. A. Hobkirk, S. E. Eckert e R. F. Jacob, Prosthodontic Treatment for Edentulous Patients, Elsevier, St. Louis, MI, EUA, 13.ª edição, 2013.

16) H. T. Shilligburg, D. A. Sather, E. L. Wilson et al., Fundamentals of Fixed Prosthodontics, Quintessence, Chichago, IL, EUA, 4ª edição, 2012.

17) Dental Management of the Medically Compromised Patient, 9ª edição; James W. Little, Craige S. Miller, Nelson L. Rhodus; Capítulo 14; página 249

18) **Wang XD, Kou XX, He DQ, Zeng MM, Meng Z, Bi RY, Liu Y, Zhang JN, Gan YH, Zhou YH.** Progressão da degradação da cartilagem, reabsorção óssea e dor na osteoartrite da articulação temporomandibular de ratos induzida por injeção de iodoacetato. PLoS One. 2012;7(9):e45036.

19) **Chen YJ, Shih TT, Wang JS, Wang HY, Shiau YY.** Imagens de ressonância magnética das articulações temporomandibulares de pacientes

com mordida aberta adquirida. Oral Surg Oral Med Oral Pathol Oral Radiol Endod. 2005 ;99(6):734-42.

20) **Tanaka E, Detamore MS, Mercuri LG.** Distúrbios degenerativos da articulação temporomandibular: etiologia, diagnóstico e tratamento. J Dent Res. 2008; 87(4):296-307.

21) **Schellhas KP, Piper MA, Omlie MR.** Remodelação do esqueleto facial devido à degeneração da articulação temporomandibular: um estudo imagiológico de 100 pacientes. Cranio. 1992 ;10(3):248-59.

22) **Kalladka M, Quek S, Heir G, Eliav E, Mupparapu M, Viswanath A.** Osteoartrite da articulação temporomandibular: diagnóstico e gestão conservadora a longo prazo: uma revisão de tópicos. J Indian Prosthodont Soc. 2014 ;14(1):6-15.

23) **Jacofsky, David J, Anderson, Meredith L, Wolff III, Luther H.** Osteoarthritis Hospital Physician 2005;41(7):17-25

24) **Meng JH, Zhang WL, Liu DG, Zhao YP, Ma XC.** Avaliação diagnóstica da osteoartrite da articulação temporomandibular utilizando a tomografia computorizada de feixe cónico em comparação com a tecnologia radiográfica convencional. Beijing Da Xue Xue Bao Yi Xue Ban. 2007 18;39(1):26-9.

25) **Ahmad M, Hollender L, Anderson Q, Kartha K, Ohrbach R, Truelove EL, John MT, Schiffman EL.** Critérios de diagnóstico de investigação para desordens temporomandibulares (RDC/TMD): desenvolvimento de critérios de análise de imagem e fiabilidade do examinador para análise de

imagem. Oral Surg Oral Med Oral Pathol Oral Radiol Endod. 2009 ;107(6):844-60.

26) **Nah KS.** Alterações ósseas condilares em pacientes com desordens temporomandibulares: um estudo de CBCT. Imaging Sci Dent. 2012 ;42(4):249-53.

27) **Landes C, Walendzik H, Klein C.** Sonografia da articulação temporomandibular a partir de 60 exames e comparação com RM e axiografia. J Craniomaxilofac Surg. 2000;28(6):352-61

28) **de Leeuw R, Boering G, Stegenga B, de Bont LG.** Sintomas de osteoartrose da articulação temporomandibular e desarranjo interno 30 anos após tratamento não cirúrgico. Cranio. 1995;13(2):81-8.

29) **Langworthy MJ, Saad A, Langworthy NM.** Modalidades de tratamento conservador e resultados para a osteoartrite: a pirâmide de tratamento concomitante. Phys Sportsmed. 2010 ;38(2):133-45.

30) **Aletaha D, Smolen JS.** Diagnosis and Management of Rheumatoid Arthritis: A Review. JAMA. 2018 ;320(13):1360-1372.

31) **Grover HS, Gaba N, Gupta A, Marya CM.** Artrite reumatoide: uma revisão e considerações sobre cuidados dentários. Nepal Med Coll J. 2011 ;13(2):74-6.

32) **N. Singh.** Doenças sistémicas que preocupam o prostodontista Jornal Internacional de Saúde Oral e Investigação Médica 2015;2: 89-93.

33) S. F. Malamed, Handbook of Local Anesthesia, Elsevier, St. Louis, MI, EUA, 6ª edição, 2004.

34) Whelton PK et al .Guideline for the Prevention, Detection, Evaluation, and Management of High Blood Pressure in Adults: A Report of the American College of Cardiology/American Heart Association Task Force on Clinical Practice Guidelines. J Am Coll Cardiol. 2018 May 15;71(19):e127-e248. Epub 2017 Nov 13. Errata em: J Am Coll Cardiol. 2018 15;71(19):2275-2279.

35) **Campeau L.** Carta: Classificação da angina de peito. Circulation. 1976;54(3): 522-3.

36) **Wilson W et al** .Prevention of infective endocarditis: guidelines from the American Heart Association: a guideline from the American Heart Association Rheumatic Fever, Endocarditis, and Kawasaki Disease Committee, Council on Cardiovascular Disease in the Young, and the Council on Clinical Cardiology, Council on Cardiovascular Surgery and Anesthesia, and the Quality of Care and Outcomes Research Interdisciplinary Working Group. Circulation. 2007;116(15):1736-54.

37) **Yancy CW, Jessup M, Bozkurt B, Butler J, Casey DE Jr, Drazner MH, Fonarow GC, Geraci SA, Horwich T, Januzzi JL, Johnson MR, Kasper EK, Levy WC, Masoudi FA, McBride PE, McMurray JJ, Mitchell JE, Peterson PN, Riegel B, Sam F, Stevenson LW, Tang WH, Tsai EJ, Wilkoff BL.** Força-tarefa da Fundação do Colégio Americano de CardiologiaZAmerican Heart Association sobre diretrizes práticas. 2013 ACCF/AHA guideline for the management of heart failure: a report of the American College of Cardiology FoundationZAmerican Heart Association

Task Force on practice guidelines. Circulation. 2013;128(16):e240-327.

38) Dental management of medically compromised patient ,seventh edition ,James W. Little, Donald A.Falace,Craige S. Miller ,Nelson L.Rhodus. page 583

39) **Friedlander AH, Mahler M, Norman KM, Ettinger RL.** Doença de Parkinson: manifestações sistémicas e orofaciais, tratamento médico e dentário. J Am Dent Assoc. 2009 ;140(6):658-69.

40) **A. Mootha, S. S. Jaiswal, e R. Dugal.** Tratamento protético em pacientes com doença de Parkinson: revisão da literatura.Journal of the California Dental Association 2018;46:691-700.

41) **U. Bashir, L. Bathala, e N. R. Naidu.** Gestão protética na doença de Parkinson - uma revisão. Revista Internacional de Investigação Científica em Ciência e Tecnologia 2016;2:51-53.

42) **C. L. Rajeswari.** Considerações protéticas na doença de Parkinson. Jornal do Povo de Investigação Científica 2010;3:45-47.

43) **Heckmann SM, Heckmann JG, Weber HP.** Resultados clínicos de três pacientes com doença de Parkinson tratados com overdentures de implantes mandibulares. Clin Oral Implants Res. 2000 ;11(6):566-71.

44) **Al Hamad KQ, Azar WZ, Alwaeli HA, Said KN.** Um estudo clínico sobre os efeitos das técnicas de retração sem fios e convencionais na saúde gengival e periodontal. J Clin Periodontol. 2008 ;35(12):1053-8.

45) **Scully C, Ettinger RL.** A influência das doenças sistémicas nos cuidados de saúde oral em adultos mais velhos. J Am Dent Assoc. 2007 ;138

Suppl:7S-14S

46) **K. Trehan.** Considerações protéticas em pacientes medicamente comprometidos. 2018, https://www.slideshare.net/trehankriti/ prosthetic-considerations-in- medically-compromisedpatients

47) Malik NA. Nervo facial e distúrbios motores da face e dos maxilares. In: Malik NA, (Editor). Livro de Texto de Cirurgia Oral e Maxilofacial, 2ª ed. Nova Deli: Jaypee Brothers Medical Publishers; 2008. p. 719-21.

48) **Slavkin HC.** O significado de um sorriso humano: observações sobre a paralisia de Bell. J Am Dent Assoc. 1999 ;130(2):269-72.

49) **Rajapur A, Mitra N, Prakash VJ, Rah SA, Thumar S**. Reabilitação protética de pacientes com paralisia de Bell: A nossa experiência. J Int Oral Health. 2015;7(Suppl 2):77-81.

50) **Hussain S, Jayesh R, Nayar S, Aruna U, Abraham AM.** Tratamento protético de um paciente completamente desdentado com paralisia de Bell. Indian J Multidiscip Dent 2011;2(1):404-6.

51) **Inada M, Yamazaki T, Shinozuka O, Sekiguchi G, Tamamori Y, Ohyama T.** Tratamentos de dentadura completa para um doente com paralisia cerebral utilizando uma dentadura de tratamento. Relato de um caso. J Med Dent Sci. 2002 ;49(4):171-7.

52) **Becker CM, Swoope CC, Guckes AD.** Oclusão lingualizada para prótese dentária removível. J Prosthet Dent. 1977 ;38(6):601-8.

53) **Sakurai Y.** Dentadura de tratamento. (em japonês) Practice of Prosthodont 1990;23:584-628.

54) **TWITCHELL TE.** O exame neurológico na paralisia cerebral infantil. Dev Med Child Neurol. 1963 ;5:271-8.

55) **Ogata K.** Um estudo da cineisograia mandibular em pacientes com paralisia cerebral. JJSDH 1986;7:26-41. (em japonês, resumo em inglês)

56) **Sasaki K, Watanabe M.** Função do ligamento periodontal relacionada com a oclusão. (em japonês) Dent outlook extra issue 1992:43-54.

57) **Ishikawa T.** Propriedades de resposta de unidades sensoriais individuais que inervam a articulação temporomandibular humana. Kokubyo Gakkai Zasshi. 1989 ;56(4):528-39. Japonês.

58) **Morimoto T, Nagashima M, Yoshikawa K.** Mecanismo fisiológico que controla a força de mordida e a força de mastigação. (em japonês) Dent outlook extra issue 1992:81-93.

59) **Kawabe S.** Relação Maxilomandibular da Mandíbula. Em: Kawabe S, Yamaguchi S, Kawara M, et al. editores, Kawabe's Complete Dentures. St. Louis: Ishiyaku EuroAmerica. Inc., 1992, 43-80

60) Abe **J.**Clinical mandibular position of edentulous patient.The utility and clinical methods of treatment denture. (em japonês) Nippon Dent Rev 2001;61:109-116.

61) **Nishimura T.** A correção da relação oclusal horizontal em pacientes edêntulos. (em japonês) Jpn Prosthodont Soc 1972;16:420-442.

62) **Ono K, Hatate S.** A forma de oclusão em utilizadores de próteses. O efeito da oclusão lingualizada na função mastigatória. Shigaku. 1988 ;76(1):107-37.

63) **Ono K, Okamura Y.** Estudo sobre a forma oclusal das dentaduras. (em japonês) Jpn Prosthodont Soc 1986;30:420-442.

64) **Ozaki M., Mizoue T.** O efeito da força de batimento na área de batimento. (em japonês, resumo em inglês) Jpn Prosthodont Soc;36:1141-1147,1992.

65) **Itakura M.** Um estudo sobre os movimentos de batida de pés de pacientes com paralisia cerebral. Kokubyo Gakkai Zasshi. 1997 ;64(2):277-95.

66) **Valdez IH, Fox PC.** Diagnóstico e tratamento da disfunção salivar. Crit Rev Oral Biol Med. 1993;4(3-4):271-7.

67) **Singh OP et al.** Como gerir a xerostomia em prótese dentária. Revista Dentária de Estudos Avançados .2013;1(III):144-151.

68) **Humphrey SP, Williamson RT.** A review of saliva: normal composition, flow, and function. J Prosthet Dent. 2001 ;85(2): 162-9.

69) **Turner M, Jahangiri L, Ship JA.** Hipossalivação, xerostomia e a prótese completa: uma revisão sistemática. J Am Dent Assoc. 2008;139(2): 146-50.

70) **Vergo TJ Jr, Kadish SP.** Dentaduras como reservatórios artificiais de saliva em pacientes desdentados irradiados com cancro e xerostomia: um estudo piloto. Oral Surg Oral Med Oral Pathol. 1981 ;51(3):229-33.

71) **Toljanic JA, Zucuskie TG.** Utilização de um reservatório palatino em pacientes com prótese dentária com xerostomia. J Prosthet Dent. 1984 ;52(4):540-4.

72) **Mendoza AR, Tomlinson MJ.** A dentadura dividida: uma nova técnica

para reservatórios artificiais de saliva em dentaduras mandibulares. Aust Dent J. 2003 ;48(3): 190-4.

73) **Marder MZ.** Condições médicas que afectam o sucesso dos implantes dentários. Compend Contin Educ Dent. 2004 ;25(10):739-42.

74) **Rhodus NL.** Manejo das complicações bucais decorrentes da radiação e quimioterapia. Northwest Dent. 2010 ;89(1):39-42.

75) **Epstein J, van der Meij E, McKenzie M, Wong F, Lepawsky M, Stevenson-Moore P.** Postradiation osteonecrosis of the mandible: a long-term follow-up study. Oral Surg Oral Med Oral Pathol Oral Radiol Endod. 1997; 83(6):657-62.

76) **Freymiller EG, Sung EC, Friedlander AH.** Deteção de ateromas cervicais induzidos por radiação através de radiografia panorâmica. Oral Oncol. 2000 ;36(2):175-9.

77) **Mericske-Stern R, Perren R, Raveh J**. Análise da tabela de vida e avaliação clínica de implantes orais que suportam próteses após a ressecção de tumores malignos. Int J Oral Maxillofac Implants. 1999 ;14(5):673-80.

78) **Bandela V, Munagapati B, Karnati RK, Venkata GR, Nidudhur SR.** Osteoporose: as suas considerações protéticas - uma revisão. J Clin Diagn Res. 2015;9(12):ZE01-4.

80) **S. Takata.** Doença de Paget do osso. Japan Journal of Clinical & Medical Research.2005;63(10): S219-S225.

81) **McGowan DA.** Problemas clínicos na doença de Paget que afecta os maxilares. Br J Oral Surg. 1974;11(3):230-5.

82) Scully;s handbook of medical problems in dentistry ,Crispian Scully,Capítulo 3, página 22-28

83) **Cengiz SB.** A paciente grávida: considerações sobre o tratamento dentário e o uso de medicamentos. Quintessence Int. 2007 ;38(3):e133-42.

84) **Turner M, Aziz SR.** Gestão da paciente grávida de cirurgia oral e maxilofacial. J Oral Maxillofac Surg. 2002 ;60(12):1479-88.

85) **Considerações odontológicas na gravidez: revisão**. Rev Clin Pesq Odontol. 2010 May-Aug;6(2):161-5.

86) **Nayak AG, Denny C, Veena KM.** Considerações sobre cuidados de saúde oral para a mulher grávida. Dent Update. 2012 ;39(1):51-4.

87) **Considerações odontológicas na gravidez e na menopausa.**J Clin Exp Dent. 2011;3(2):e 135-44.

88) Cuidados de saúde oral durante a gravidez e a primeira infância: Diretrizes Práticas. Nova Iorque, NY : Departamento de Saúde do Estado de Nova Iorque, 2006

89) **Nagaraj KR, Savadi R.** Gestão protética de indivíduos com VIH/SIDA: Uma visão geral. J Indian Prosthodont Soc. 2013 ;13(4):393-9.

90) www.dentistry.dal.ca/Faculty%20Policies/HIVandDentalCare.pdf. Acedido em 20 de novembro de 2012

91) **Doyal L.** Boas práticas éticas no tratamento dentário de pacientes com VIH/SIDA. Oral Dis. 1997 ;3 Suppl 1:S214-20.

92) http://www.27802211.com/ice/program/program11.htm. Acedido em 19 de setembro de 2012

93) **Jennings KJ, Samaranayake LP.** A persistência de microrganismos em materiais de impressão após a desinfeção. Int J Prosthodont. 1991;4(4): 382-7.

94) **Owen CP, Goolam R.** Desinfeção de materiais de impressão para prevenir a contaminação cruzada viral: uma revisão e um protocolo. Int J Prosthodont. 1993;6(5): 480-94.

95) **Pang SK, Millar BJ**. Controlo da infeção cruzada das impressões: um inquérito por questionário sobre a prática dos dentistas privados em Hong Kong. Hong Kong Dent J.2006; 3:89-93

96) **Kaul R, Purra AR, Farooq R, Khateeb S, Ahmad F, Parvez PA.**Controlo da infeção em laboratórios dentários Uma revisão. Int J Clin Cases Investig 2012;4: 19-32

97) **Hastreiter RJ, Jiang P.** Do regular dental visits affect the oral health care provided to people with HIV? J Am Dent Assoc. 2002 ;133(10):1343-50.

98) **Choromanska M, Waszkiel D**. Prosthetic status and needs of HIV positive subjects. Adv Med Sci. 2006;51 Suppl 1:106-9.

99) **Barr CE, Glick M.**Diagnóstico e tratamento de lesões orais e cutâneas na doença VIH-1. Oral Maxillofac Surg Clin North Am 1998;10:25-44

100) **Masouredis CM, Katz MH, Greenspan D, Herrera C, Hollander H, Greenspan JS, Winkler JR.** Prevalence of HIV-associated periodontitis and gingivitis in HIV-infected patients attending an AIDS clinic. J Acquir Immune Defic Syndr (1988). 1992;5(5):479-83.

101) **Vernon LT, Demko CA, Whalen CC, Lederman MM, Toossi Z, Wu M,**

**Han YW, Weinberg A.** Caracterização da doença periodontal tradicionalmente definida em adultos com VIH. Community Dent Oral Epidemiol. 2009 ;37(5):427-37.

102) **Lamster IB, Grbic JT, Mitchell-Lewis DA, Begg MD, Mitchell A.** Novos conceitos sobre a patogénese da doença periodontal na infeção pelo VIH. Ann Periodontol. 1998 ;3(1):62-75.

103) **Petridis H, Hempton TJ.** Considerações periodontais no tratamento de próteses parciais removíveis: uma revisão da literatura. Int J Prosthodont. 2001; 14(2):164-72.

104) **Kanno T, Nakamura K, Hayashi E, Kimura K, Hirooka H, Kimura K.** Que terapia protética devemos selecionar para pacientes periodontalmente comprometidos? Parte 2: Revisão da literatura centrada na terapia protética convencional para pacientes periodontalmente comprometidos e implicações clínicas (RPD vs FPD vs implante). Nihon Hotetsu Shika Gakkai Zasshi. 2008;52(2):143-9. Japonês.

105) **Kanno T, Nakamura K, Hayashi E, Kimura K, Hirooka H, Kimura K.** Que terapia protética devemos selecionar para pacientes periodontalmente comprometidos? Parte 1: Revisão da literatura centrada na terapia com implantes para pacientes periodontalmente comprometidos. Nihon Hotetsu Shika Gakkai Zasshi. 2008 ;52(2):135-42. Em japonês.

106) **Schiodt M.** Doença das glândulas salivares associada ao VIH: uma revisão. Oral Surg Oral Med Oral Pathol. 1992 ;73(2):164-7.

107) Fox PC, Ship JA (2008) Burket's Oral Medicine. In: Greenberg, Glick M,

Ship JA (eds) Diagnosis and Treatment, 11th edn. BC Decker Inc, Hamilton, p. 214

108) **Toljanic JA, Zucuskie TG.** Utilização de um reservatório palatino em pacientes com prótese dentária com xerostomia. J Prosthet Dent. 1984 ;52(4):540-4.

109) **Vergo TJ Jr, Kadish SP.** Dentaduras como reservatórios artificiais de saliva em pacientes desdentados irradiados com cancro e xerostomia: um estudo piloto. Oral Surg Oral Med Oral Pathol. 1981;51(3):229-33.

110) **Hirvikangas M, Posti J, Makila E.** Treatment of xerostomia through use of dentures containing reservoirs of saliva substitute. Proc Finn Dent Soc. 1989;85(1):47-50.

111) **Katherine Chiu-Man Leung.** Tratamento protético de pacientes com xerostomia. Hong Kong Dent J. 2005;2:132-134

112) **Figueiral MH, Azul A, Pinto E, Fonseca PA, Branco FM, Scully C.** Estomatite relacionada com a prótese: identificação de factores etiológicos e predisponentes - uma grande coorte. J Oral Rehabil. 2007;34(6):448-55.

113) **Perezous LF, Flaitz CM, Goldschmidt ME, Engelmeier RL.** Colonização de espécies de Candida em utilizadores de próteses dentárias com ênfase na infeção por HIV: uma revisão da literatura. J Prosthet Dent. 2005;93(3):288-93.

114) **Perezous LF, Stevenson GC, Flaitz CM, Goldschmidt ME, Engelmeier RL, Nichols CM.** O efeito de próteses completas com palato metálico no crescimento de espécies de candida em pacientes infectados com HIV. J

Prosthodont. 2006; 15(5): 306-15.

115) **Florence E, Schrooten W, Verdonck K, Dreezen C, Colebunders R.** Complicações reumatológicas associadas ao uso de indinavir e outros inibidores da protease. Ann Rheum Dis. 2002;61(1):82-4.

116) **Porter SR, Scully C, Luker J.** Complicações da cirurgia dentária em pessoas com VIH. Oral Surg Oral Med Oral Pathol. 1993;75(2):165-7.

117) **Glick M, Abel SN, Muzyka BC, DeLorenzo M.** Complicações dentárias após o tratamento de pacientes com SIDA. J Am Dent Assoc. 1994;125(3):296-301.

118) **Campo J, Cano J, del Romero J, Hernando V, Rodríguez C, Bascones A.** Riscos de complicações orais após procedimentos dentários invasivos e não invasivos em pacientes seropositivos. Oral Dis. 2007;13(1):110-6.

119) **Achong RM, Shetty K, Arribas A, Block MS.** Implantes em pacientes HIV positivos

: 3 relatos de casos. J Oral Maxillofac Surg. 2006 ;64(8):1199-203.

120) **Oliveira M, Magalhaes M, Angelleti P, Maluf P, Ortega K.** Implantes dentários em pacientes HIV-positivos sob HAART-um estudo prospetivo. Oral Surg Oral Med Oral Pathol Oral Radiol Oral Endodont. 2008;106:e6-e7

121) **Melton LJ 3º.** Epidemiologia da osteoporose da coluna vertebral. Spine (Phila Pa 1976). 1997;22(24 Suppl):2S-11S.

122) **Rodriguez-Argueta OF, Figueiredo R, Valmaseda-Castellon E,** Gay-Escoda C. Complicações pós-operatórias em pacientes fumadores tratados

com implantes: um estudo retrospetivo. J Oral Maxillofac Surg. 2011;69(8):2152-7.

123) **Sanchez-Pérez A, Moya-Villaescusa MJ, Caffesse RG.** O tabaco como fator de risco para a sobrevivência de implantes dentários. J Periodontol. 2007;78(2):351-9.

124) **Beikler T, Flemmig TF**. Implantes no paciente clinicamente comprometido. Crit Rev Oral Biol Med. 2003;14(4):305-16.

125) **Robins SL.** Pathologic basis of disease pp 1004-1008. Philadelphia: W.B. Saunders; 1974.

126) **Hays PC, Simpson KJ, Garden OJ.** Doenças do fígado e do trato biliar. Davidson's principles and practice of medicine. 9th ed. Holanda: Publicação Elsevier; 2002.

127) **Withers JA.** Hepatite. Uma revisão da doença e do seu significado para a medicina dentária. J Periodontol. 1980;51(3):162-6.

128) **Abeulhassan W**. Infeção pelo vírus da hepatite C em 2012 e mais além. South Afr J Epidemiol Infec 2012;27:93-7.

129) **Janjua OS, Manzoor A.** Frequência de xerostomia em doentes que sofrem de hepatite B e C. Pak Oral Dent J 2012;32:42-5.

130) **Dahiya P et al.**Hepatitis - Prevention and management in dental practice. Jornal de Educação e Promoção da Saúde. 2015; 4: 33.

131) **Mealy BL, Klokkevold PR, Corgel JO.** Tratamento periodontal de pacientes medicamente comprometidos. Periodontologia clínica de Carranza. 10.ª ed. Netherloand: Publicação Elsevier; 2010

132) **Krasteval A et al** .Hepatite B E C em medicina dentária.J do IMAB 2008;14(2)

133) **Reddy RS, Swapna LA, Ramesh T, Pradeep K.** Conhecimento, atitude e prática na prevenção da hepatite B entre profissionais de odontologia na Índia. Braz J Oral Sci 2011;10:241-5.

134) **Samaranayake LP, Scully C, Dowell TB, Lamey PJ, MacFarlane TW, Matthews RW, McDonald KC.** New data on the acceptance of the hepatitis B vaccine by dental personnel in the United Kingdom (Novos dados sobre a aceitação da vacina contra a hepatite B pelo pessoal dentário no Reino Unido). Br Dent J. 1988;164(3):74-7.

135) **Harrel SK, Barnes JB, Rivera-Hidalgo F.** Contaminação por aerossóis e salpicos do local operatório durante a destartarização ultra-sónica. J Am Dent Assoc. 1998;129(9):1241-9.

136) **Coates EA, Brennan D, Logan RM, Goss AN, Scopacasa B, Spencer AJ, Gorkic E.** Hepatitis C infection and associated oral health problems (Infeção por hepatite C e problemas de saúde oral associados). Aust Dent J. 2000;45(2): 108-14.

137) **Ammon A, Reichart PA, Pauli G, Petersen LR.** Hepatitis B and C among Berlin dental personnel: incidence, risk factors, and effectiveness of barrier prevention measures. Epidemiol Infect. 2000;125(2):407-13.

138) **Fry DE.** Doenças ocupacionais transmitidas pelo sangue em cirurgia. Am J Surg.

2005;190(2):249-54.

139) **Van Damme P, Van Herck K.** A review of the long-term protection after hepatitis A and B vaccination. Travel Med Infect Dis. 2007;5(2):79-84.

140) **Cleveland JL, Cardo DM.** Exposições ocupacionais ao vírus da imunodeficiência humana, ao vírus da hepatite B e ao vírus da hepatite C: risco, prevenção e gestão. Dent Clin North Am. 2003;47(4):681-96.

141) **Krasteva A, Panov VE, Garova M, Velikova R, Kisselova A, Krastev Z.** Hepatite B e C em medicina dentária. J IMAB 2008;14:38-40.

142) Serviço de Saúde Pública dos EUA. Updated U.S. Public Health Service Guidelines for the Management of Occupational Exposures to HBV, HCV, and HIV and Recommendations for Postexposure Prophylaxis (Diretrizes actualizadas do Serviço de Saúde Pública dos EUA para a gestão de exposições profissionais ao HBV, HCV e VIH e recomendações para a profilaxia pós-exposição). MMWR Recomm Rep. 2001;50(RR-11):1-52.

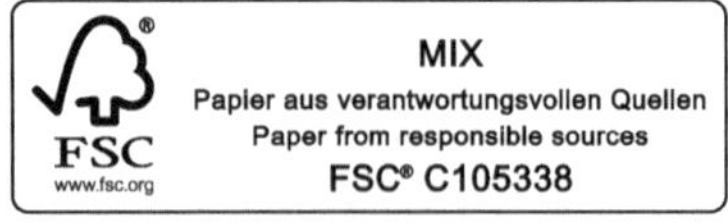


Printed by Books on Demand GmbH, Norderstedt / Germany